金匮要略 精华

中医六大名著
养生精华

刘文华◎主编

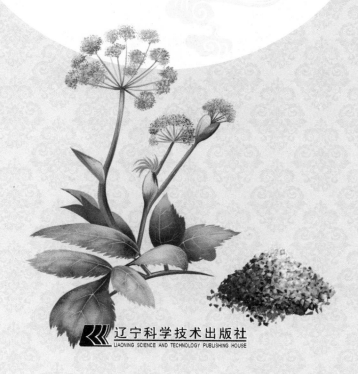

辽宁科学技术出版社
LIAONING SCIENCE AND TECHNOLOGY PUBLISHING HOUSE

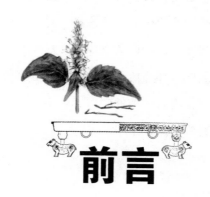

前言

　　祖国医学博大精深，自肇源迄今，亘绵数千年的中医药理论精华，向来为历代医家奉为珍籍之秘典和临证之法宝。

　　在中医学界强调回归传统，反思传承的今天，经典著作的学习和运用是促进中医走向未来、更好地为人类健康服务的有效途径。鉴于此，为了正确并重新认识传统医学国粹的重要性和必要性，更好地继承和发扬中医学，我们编著了"中医六大名著养生精华"系列，包括《黄帝内经》《本草纲目》《神农本草经》《伤寒论》《金匮要略》《温病条辨》。本系列丛书以古为今用为目的，以深入浅出为要求，以阐明内涵为根本，对中医药理论精华进行了全面研究、系统阐述、朴素解读。

　　《金匮要略》是我国东汉末年著名医家张仲景所著《伤寒杂病论》中的杂病部分，也是中医学第一部论述杂病辨证论治的专书，具有极高的理论价值和临床实际指导作用，奠定了中医临床治疗学的基础。所以，备受古今医家的推崇和重视，有"治疗杂病的典范"之誉，是研究和学习中医学的必读之书。

　　本书在广泛参考历代权威版本的基础上，结合现代人的阅读喜好，剪其繁芜，去粗取精。开篇导语，简要介绍了《金匮要略》的内容，在中医学发展中的地位和影响。原文则分别从"题解"、"注释"、"译解"进行解读。其中"题解"大体概括所涉及的病证；"注释"对原文中较难理解的字词进行解释；"译解"对原文逐条进行白话直译；又根据原文的具体情况配有大量插图，全方位立体地展现这部经典著作的魅力，能够使广大读者轻松读懂《金匮要略》，从书中寻找可操作性的中医养生实用方法，并与家庭生活更好地结合，发挥其最大的养生保健作用。

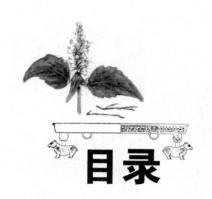

目录

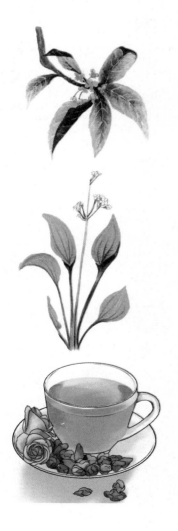

》导语……………………………… 1

》金匮要略方论序……… 3

》脏腑经络先后病脉证第一… 7

论十三首　脉证二条……………… 8

》痉湿暍病脉证治第二… 27

》疟疾脉证并治第四…… 45

证二条　方六首………………… 46

》肺痿肺痈咳嗽上气
病脉证治第七………… 53

论三首　脉证四条　方十六首……… 54

》腹满寒疝宿食病脉
证治第十……………… 69

论一首　脉证十六条　方十四首……… 70

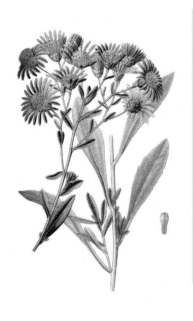

》痰饮咳嗽病脉证
并治第十二……………… 89
论一首　脉证二十一条　方十八首…… 90

》惊悸吐衄下血胸满瘀血
病脉证治第十六……… 117
脉证十二条　方五首……………… 118

》呕吐哕下利病脉证治
第十七………………… 127
论一首　脉证二十七条　方二十三首… 128

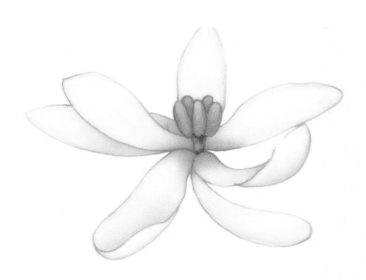

导语

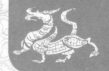

DAOYU

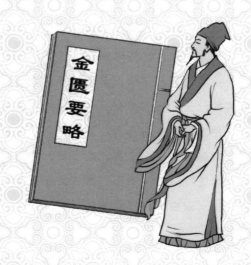

《金匮要略》是中医学第一部论述杂病辨证论治的专书，它奠定了中医临床治疗学的基础，具有极高的理论价值和临床实际指导作用。所以，该书备受古今医家的推崇和重视，而被列为四大经典医籍之一；有"方书之祖""治疗杂病的典范"之誉，是研究和学习中医学的必读之书。

《金匮要略》是《伤寒杂病论》中的杂病部分。《伤寒杂病论》是我国东汉末年的著名医家张仲景所著，成书于公元3世纪初。全书共有16卷，前10卷论伤寒，后6卷论杂病。因当时正值东汉末年动乱时期，成书

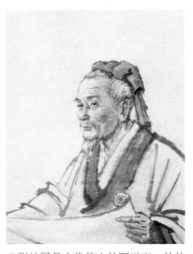

◎张仲景是古代伟大的医学家。他的医学著作《伤寒杂病论》对于推动后世医学的发展起了巨大的作用

后不久就因战乱而散佚。三国统一以后，经西晋太医令王叔和收集、整理为《张仲景方》36卷，部分内容也收录到他所著的《脉经》一书中。考现存《脉经》，卷七、卷八、卷九中，保留了大量《伤寒论》和《金匮要略》的内容。

《金匮要略》全书共25篇。按所论内容，可分为六大部分：第一部分为首篇"脏腑经络先后病"，对杂病的病因病机、发病预防、诊法治则、病症分类、预后及护理等做了原则性的提示，对全书具有普遍的指导意义，属总论。第二部分从"痉湿暍病"第二篇到"呕吐哕下利病"第十七篇，集中论述内科疾病的因机证治。第三部分"疮痈肠痈浸淫病"第十八篇，论述外伤科疾病的证治。第四部分"趺蹶手指臂肿转筋阴狐疝蛔虫病"第十九篇，将几种不便归类的疾病合为一篇讨论。第五部分从"妇人妊娠病"第二十篇到"妇人杂病"第二十二篇，共3篇，专门讨论妇产科疾病的诊治。第六部分从"杂疗方"第二十三至"果实菜谷禁忌"第二十五篇，共3篇，为急证医学，介绍急救措施、中毒解救篇以及食疗、饮食禁忌等。

金匮要略方论序

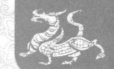

JINGUIYAOLUEFANGLUNXU

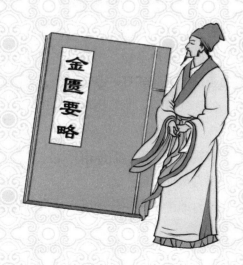

【原文】

张仲景为《伤寒卒病论》合十六卷，今世但传《伤寒论》十卷，杂病未见其书，或于诸家方中载其一二矣。翰林学士王洙在馆阁日，于蠹简中得仲景《金匮玉函要略方》三卷：上则辨伤寒，中则论杂病，下则载其方，并疗妇人。乃录而传之士流，才数家耳。它以对方证对者，施之于人，其效若神。然而或有证而无方，或有方而无证，救急治病其有未备。国家诏儒臣校正医书，臣奇先核定《伤寒论》，次校定《金匮玉函经》，今又校成此书，仍以逐方次于征候之下，使仓卒之际，便于检用也。又采散在诸家之方，附于逐篇之末，以广其法。以其伤寒文多节略，故断自杂病以下，终于饮食禁忌，凡二十五篇，除重复合二百六十二方，勒成上、中、下三卷，依旧名曰《金匮方论》。

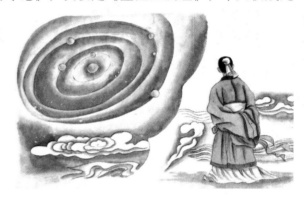

臣奇尝读《魏志·华佗传》云："出书一卷曰：此书可以活人。"每观华佗凡所疗病，多尚奇怪，不合圣人之经，臣奇谓活人者，必仲景之书也。大哉炎农圣法，属我盛旦，恭惟主上，丕承大统，抚育元元。颁行方书，拯济疾苦，使和气盈溢，而万物莫不尽和矣。

太子右赞善大夫臣　高保衡
尚书都官员外郎臣　孙奇
尚书司封郎中充秘阁校理臣　林亿等传上

【译解】

张仲景撰写的《伤寒卒病论》共有一十六卷，而现今社会上流传的仅有《伤寒论》十卷，没有发现杂病部分的书，偶尔在某些医家的书中零星记载几首方剂罢了。翰林学士王洙供职于崇文院的时候，曾经在馆阁所存的残旧蠹简中翻拾到张仲景《金匮玉函要略方》三卷：其上卷辨伤寒，中卷论述杂病，下卷集中记载方剂和妇科疾病的治疗。于是就抄录并且传之于一些读书人和儒医，不过几个人罢了。曾经用之于临床实践，施之于方证相对的患者，效果非常显著。然而该书某些条文有证候而无治疗方剂，某些条文有方剂治疗而无证候，临床救治疾病还不太完备。近年来，朝廷发布命令，成立了"校正医书局"，集中选派了一批医文兼通的学者校正古医书。

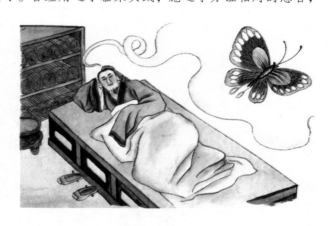

孙奇等领衔首先校定刊印了《伤寒论》，其次校订刊印了《金匮玉函经》，现在又校成了本书。我们仍然沿用《伤寒论》的体例，将各方剂列于所治证候之下，使临床仓促之际，便于查找应用。又广泛收集散见于其他医家著作中的仲景佚方或有效医方，将其附于各篇之后，以扩大临证选择的范围。由于《金匮玉函要略方》中伤寒的内容比较简略，所以我们选自杂病以下，结束于饮食禁忌，共二十五篇，除去重复者共有二百六十二首方剂，编成上、中、下三卷，依旧命名为《金匮要略方论》。

孙奇曾经读过《魏志·华佗传》，该书记载华佗拿出一本书说："这是一本可以救命活人的书。"经常看到华佗治疗疾病的一些病案，多崇尚新奇怪异，不大符合《内经》《难经》等传统中医理论。我想华佗所谓的"救命活人"书，肯定就是张仲景的书。伟大呀！炎黄神农所创立的圣人法则，一直传到了我们大宋时代。臣等恭敬地想到，皇上很好地继承了帝业，为了百姓的健康，诏令颁行了这部经过校订的医书，以救助万民的疾苦，使祥和快乐之气充满人间，那么世间万物也就完全和谐了。

太子右赞善大夫臣　高保衡
尚书都官员外郎臣　孙奇
尚书司封郎中充秘阁校理臣　林亿等传上

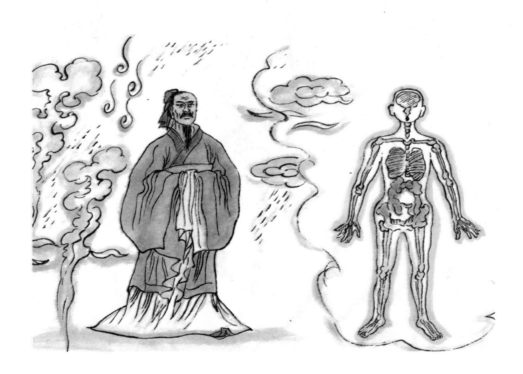

脏腑经络先后病脉证第一

ZANGFUJINGLUOXIANHOU
BINGMAIZHENG

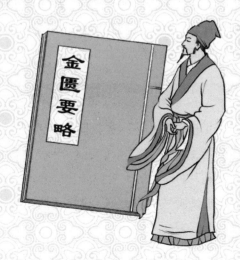

论十三首　脉证二条

【题解】

　　本篇对疾病的发生和预防、病因病机、诊断、治疗等方面都做了原则性的提示，相当于全书的总论，学习时应与以后各篇相互联系。篇名提示脏腑经络病变是杂病发生的基础，临床可根据病人脉证，推断脏腑病变及预后转归，还需注意脏腑经络病变先后传变规律。

【原文】

　　问曰：上工①治未病，何也？

　　师曰：夫治未病②者，见肝之病，知肝传脾，当先实脾③，四季脾王④不受邪，即勿补之。中工⑤不晓相传，见肝之病，不解实脾，惟治肝也。夫肝之病，补用酸，助用焦苦，益用甘味之药调之。酸入肝，焦苦入心，甘入脾。脾能伤肾⑥，肾气微弱⑦，则水不行；水不行，则心火气盛，则伤肺；肺被伤，则金气不行；金气不行，则肝气盛，故实脾，则肝自愈。此治肝补脾之要妙也。肝虚则用此法，实则不在用之。经曰：虚虚实实，补不足，损有余，是其义也。余脏准此。（1）

【注释】

①上工：工指医生。古时候把医生分为上、中、下三等。精通医理、临床经验丰富的医生称为上工。《灵枢·邪气脏腑病形》篇曰："上工十全九。"即上工治病，90％的病人有良效。②治未病：这里指治未病的脏腑。③实脾：即调补脾脏使脾气充实之意。④四季脾王：王，通旺。四季之末（即农历三、六、九、十二月之末的十八天）为脾土当令之时，此处可理解为一年四季脾气都健旺之意。⑤中工：水平次于上工的医生。《灵枢·邪气脏腑病形》篇曰："中工十全七。"⑥脾能伤肾：伤作制约解，意为脾土能制约肾水之气。⑦肾气微弱：此"肾气"非肾中精气，而是指五行中肾水之气。肾气微弱应

理解为肾水之气受脾土制约，不亢而为害之意。

【译解】

学生问：高明的医生在治病时，为什么要强调治未病，注意调理尚未生病的脏腑呢？

老师回答道：所谓的"治未病"含义比较广泛。我举例来说吧。高明的医生懂得脏腑间的相互关系，一旦发现肝脏有病，根据五行生克乘侮规律得知，肝木的疾病极易影响到脾土，因此往往要提前来调理脾脏，使脾气充实，不至于受到肝病邪气的侵袭。然而，在四季之末的18天内，为脾土旺盛之时，脾脏有足够的力量去抗御邪气，此时就没有必要去调理脾土了。那些医术一般的医生，由于不懂得五行的生克规律和脏腑间的联系，发现肝脏有病，不理解调补脾脏的意义，只知道单独去治疗肝病。结果肝病尚未痊愈，脾脏病又出现了。肝脏病的一般用药原则是：用酸味的药物来补肝体，用焦苦味的药物来协助，再配合使用甘味药来调补脾土。因为酸味入肝经，焦苦味入心经，甘味药入脾经。脾土旺盛能够制约肾水，肾水被制则不能上行以制约心火，那么心火就偏旺；心火偏旺就能克伐肺金，肺被火克，肺金之气就不能行使其克伐肝木的职能，这样肝木之气自然就旺盛了。因此，通过调补脾脏，肝脏病自然就痊愈了。这些就是治疗肝病时调理脾脏的深奥道理呀。然而，肝病有虚实之分，若肝病属虚证者可用上述治法，肝病属实证者则不宜应用。

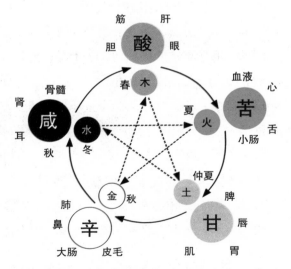

《内经》《难经》曾说："切勿用攻泻法去治疗正气不足的虚证，也不要用补益法去治疗邪气亢盛的实证；补益法适用于正气不足的虚证，攻泻法适用于邪气亢盛的实证。"讲的就是这个道理。肝脏病是这样，其他脏腑的病变也可类推。

【原文】

夫人禀五常①，因风气②而生长，风气虽能生万物，亦能害万物，如水能浮舟，亦能覆舟。若五脏元真③通畅，人即安和。客气邪风④，中人多死⑤。千般疢难⑥，不越三条：一者，经络受邪，入脏腑，为内所因也；二者，四肢九窍，血脉相传，壅塞不通，为外皮肤所中也；三者，房室、金刃、虫兽所伤。以此详之，病由都尽。若人能养慎，不令邪风干忤⑦经络；适中经络，未流传脏腑，即医治之；四肢才觉重滞，即导引⑧、吐纳⑨、针灸、膏摩⑩，勿令九窍⑪闭塞；更能无犯王法⑫、禽兽灾伤，房室勿令竭乏，服食⑬节其冷、热、苦、酸、辛、甘，不遗形体有衰，病则无由入其腠理（腠者，是三焦通会元真之处，为血气所注；理者，是皮肤脏腑之文理⑭也）。（2）

【注释】

①五常：即五行。②风气：此指自然界的气候。③元真：指元气或真气。④客气邪风：泛指外来的致病因素。客，从外来的；邪，不正的。⑤中人多死：中，侵犯、伤害的意思。多死一指易导致疾病发生，一指易使人死亡。这里主要指前者。⑥疢难：此指疾病。⑦干忤：干，《说文》"犯也"；忤，违逆、抵触；干忤，此指侵犯。⑧导引：按照一定规律和方法进行的肢体运动，以防病保健的方法。⑨吐纳：调整呼吸的养生方法。⑩膏摩：用膏药涂搽体表治疗部位上，再施以推拿手法，发挥药物和推拿综合作用的外治法。⑪九窍：两眼、两耳、两鼻孔及口七窍，加上前后二阴即为九窍。⑫无犯王法：王法，古代的国家法令。句意指不要触犯国家法令，免受刑伤之患。⑬服食：即衣服、饮食。《灵枢·师传》篇曰："食饮衣服，亦欲适寒温。"⑭文理：文，通纹。《医宗金鉴》曰："理者，皮肤脏腑，内外井然，不乱之条理也。"

【译解】

人与自然关系密切。一方面，自然界提供人类赖以生存的基本条件；另一方面，自然界亦存在致病因素可使人发病。张仲景以"水能浮舟，亦能覆舟"这一例子生动地说明了人与自然的关系。若五脏元气通畅，即元气充盛而通行于全身，各脏腑、经络等组织器官功能协调，整体生命运动保持相对稳态，则人体安和，不易受邪发病；各种外来的致病因素侵犯于人体，就能导致疾病发生，甚至使人死亡。

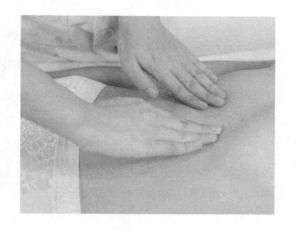

临床疾病虽然多种多样，但分析其发病原因、传变途径、病位等，不外以下三种情况：一是经络受邪，传入脏腑，这是因为体内脏腑正气不足，以致邪气乘虚入内所致；二是病在四肢、九窍，血脉相传，壅塞不通，这是外部体表受邪所致；三是房劳太过、金刃、虫兽等损伤人体引起疾病。

未病前当内养正气，外避邪气，防止邪气侵犯经络。如经络受邪，未流传脏腑，应及早治疗，四肢才觉重滞，即采用导引、吐纳等驱邪外出，勿使邪气深入，导致九窍闭塞，更要遵守养生之法。避免邪风、虫兽、外伤等各种致病因素的伤害，节制房事，保全肾精，免伤元气，注意饮食，避免偏嗜过冷、过热，起居穿衣适应气候变化，使身体强壮，病邪就不能入侵腠理。

腠理是机体的一种组织结构，为三焦所主，与皮肤、脏腑关系密切，是元真通会、气血流注之处，在人体生命活动中具有重要作用，若机体正气不足，抗病能力减退，邪气可作用于腠理导致疾病发生。

【原文】

问曰：病人有气色见于面部①，愿闻其说。

师曰：鼻头色青②，腹中痛，苦冷者死（一云腹中冷，苦痛者死）。鼻头色微黑，有水气③；色黄者，胸上有寒④；色白者，亡血也⑤。设微赤非时者死⑥。其目正圆者痉⑦，不治。又色青为痛⑧，色黑为劳⑨，色赤为风⑩，色黄者便难⑪，色鲜明者有留饮⑫。（3）

【注释】

①病人有气色见于面部：见：通现。指患者面部出现的色泽变化可以通过望诊观察到，本条举例说明面部望诊的临床意义。《素问·脉要精微论》说："精明五色者，气之华也。"人体五脏六腑的精华气血，隐于皮肤之内者为气，显现于皮肤之外者为色。所以观察面部的气色变化，就可以测知脏腑气血的盛衰。同时，中医还有五脏配五色的理论，综合面部色泽变化，根据五行生克规律，就可以测知所患疾病及预后。又鼻为面王，内应于脾，脾为后天之本，气血化生之源；目为肝之窍，内藏脏腑之精华。在本条望诊举例中，张仲景除论述面部望诊的一般意义外，还突出介绍了望鼻头和望眼目的临床意义。②鼻头色青：因鼻居面中，属土所主，内应于脾，又称面土；且鼻为肺窍，司呼吸而能吐故纳新，故肺脾无病时，鼻色明润微黄。若患者鼻头色青，因青为肝之色，腹为脾之部位，肝木乘脾土，故可见腹中痛。③鼻头色微黑，有水气：黑为肾水之色，今肾虚不能主水，脾虚不能制水，则水气上泛中土，即肾水反侮脾土之象，故主有水气。④胸上有寒：指胸膈间有寒饮留滞。多由脾不能运化水湿、水饮停于胸膈之间所致。"胸上"，《千金翼方》作"胸中"。另"寒"字，亦作"邪"解，指寒饮。⑤色白者，亡血也：指面色白而无华者，主阴血大亏，提示患各种出血性疾病。亡血，指因患各种出血性疾病，如吐血、咯血、衄血、便血等，而失血过多。《灵枢·决气》篇曰："血脱者，色白，夭然不泽。"⑥微赤非时者死：针对亡血者而言，患者面色微红，而不是火气当令的夏季，此属阴血外亡，虚阳浮越之象，故预后不良。"非时"，即"非其时"，谓非当令之时之意。⑦目正圆者痉：指两目圆睁直视，眼球不能转动者，多由风邪强盛，五脏精气亡绝，不能上荣所致，见于痉病危候。"痉"，原书作"痘"。"痘"文义不通，本书皆改作"痉"。⑧色青为痛：因青为血脉凝滞之色，不通则痛。故面色呈青色者主疼痛。⑨色黑为劳：因黑为肾之主色，过劳伤肾，可致肾色外露，故色黑主虚劳。⑩色赤为风：因风为阳邪，多从火化，火色赤，故面色红者主风热。⑪色黄者便难：因黄为脾色，若其色鲜明是湿热郁结，脾气瘀滞，多有大便难之症。⑫色鲜明者有留饮：谓患者面部浮肿，色泽明润而油亮，主水饮留滞上泛。留饮，指病机，谓水

饮内停，留而不去者。本书"水气病"篇曰："夫水病人，目下有卧蚕，面目鲜泽。"

【译解】

学生问：人生病以后，面部就会出现相应的色泽变化。想请您详细谈谈这方面的情况。

老师回答道：鼻为面王，内应于中央脾土，故鼻是面部望诊最重要的部位。肝木属青色，望诊见鼻头色发青，是肝木横逆来克伐脾土之象，一般主腹中疼痛；如果再兼见极度怕冷，则属脾阳衰败，阴寒内盛，主病势危重，

◎脾

预后不良。黑为肾水之色，鼻头出现微黑，是肾水反侮脾土之象，故主有水气内停。黄为脾土之色，望诊见面色发黄，是脾阳不运，湿聚停饮之象，故主胸膈间有寒饮。望诊见面色苍白，是失血过多，血色不能上荣于面所致，故面色白主亡血；如果亡血之人见面色微红，又不在火气当令的夏季，则为阴血外脱，虚阳上浮之象，多属预后不良。望诊见两目圆睁直视，眼球不能转动者，是痉病，病势危重，难治。此外，望诊见面色发青，是寒盛血瘀之象，一般主疼痛；面色发黑，是肾精亏损，本色外现，一般见于虚劳病；面色红赤，是风阳化火之象，一般见于风热证。面色发黄，是脾土瘀滞、湿热郁结之象，一般主大便困难。见面目浮肿，色泽鲜明者，是水饮内停，上泛于头面之象。

【原文】

师曰：病人语声寂然①喜惊呼者，骨节间病②；语声喑喑然不彻③者，心膈间病④；语声啾啾然细而长⑤者，头中病。（一作痛）。（4）

【注释】

①病人语声寂然：形容病人不愿说话而安静无声的状态。然，形容词词尾，表示"……的样子"。②骨节间病：指肢体关节疼痛一类的病症。③语声喑喑然不彻：形容病人语声低微而不清澈。喑（音阴）：同"瘖"，声不通彻。④心膈间病：指心膈间有停瘀、伏饮、气滞等实邪阻滞，致声音低微而不清澈。⑤语声啾啾然细而长：形容病人语声细小而长。啾（音究）：声小；啾啾，细碎之声。

【译解】

老师说：病人平时安静无声，而突然听到发出惊叫声者，其病变多在肢体关节，具有关节疼痛一类的病症。病人说话声音低微而不清澈，其病变多在心膈之间，具有结胸、胸痹等病症。病人说话声音细小而清长，其病变多在头中，具有头痛等病症。

【原文】

师曰：息①摇肩②者，心中坚，息引胸中，上气③者，咳息张口，短气④者，肺痿⑤唾沫。（5）

【注释】

①息：一呼一吸谓之一息。息，即呼吸也。②摇肩：即抬肩。③上气：即气逆。④短气：呼吸短促而急，自觉气息不能接续的表现。⑤肺痿：病名。肺叶枯萎不荣或痿弱不用，以胸闷气短，咯吐浊唾涎沫为主要表现的疾病。详见本书第七篇。

【译解】

"息摇肩"是呼吸困难、两肩上耸的状态，在病情上有虚实之分。"心中坚"是由实邪壅塞于胸，以致肺失宣降，呼吸困难，常伴有鼻翼翕动、胸闷胀满等症。胸中有邪，阻塞气道，以致肺气不降，可见呼吸时气上逆而为咳。肺叶枯萎不荣或痿弱不用，不能正常呼吸，故见虽张口呼吸，仍感短气不足以息；由于肺虚不能敷布津液，津随气逆，可见唾沫。肺痿的病因病机及辨证论治可参考本书第七篇。

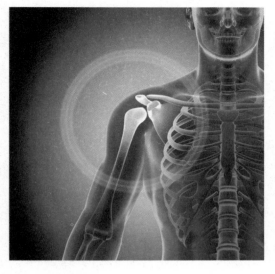

【原文】

师曰：吸而微数^①，其病在中焦，实也，当下之即愈，虚者不治。在上焦者，其吸促^②，在下焦者，其吸远^③，此皆难治。呼吸动摇振振者^④，不治。（6）

【注释】

①吸而微数：指吸气困难而急促。本条将望诊和闻诊相结合，通过观察呼吸形态，来辨别病位、病性，判断其预后。原文虽单论吸气，实际亦赅呼气。肺主气而司呼吸，肾主纳气，呼吸异常，虽主要关系到肺肾二脏，但也涉及其他脏腑。古人有"呼出于心与肺。吸入于肝与肾"之说。以呼气困难为主者，多属上焦心肺的疾患；以吸气困难为主者，多属下焦肝肾的疾患。其呼吸困难，属实者易治，属虚者难治。②吸促：指吸气浅短而急促。③吸远：指吸气深长而困难。④呼吸动摇振振者：指病人呼吸困难，随着呼吸动作，全身震颤动摇。

【译解】

老师说：病人吸气困难而急促，如果病在中焦，由实邪中阻，肺气不降所致者，治疗应当攻下实邪；使中焦阻闭得通，气机下达，则呼吸自如。如果中焦没有实邪梗阻而吸气困难短促者，这是肾元亏虚，不能纳气所致，此证难治。病在上焦，见吸气浅短而急促者，多因肺气大虚，宗气衰微；病在下焦，见吸气深长而困难者，多为肾元衰竭、气不摄纳所致。无论病在上焦或在下焦，其吸气困难属虚证者，皆难治。另外，呼吸极度困难，随着呼吸动作，而全身震颤动摇者，这是正气虚衰至极，元气将脱，形气不能相保的危象，故属不治之症。

【原文】

师曰：寸口①脉动者，因其旺时②而动。假令肝旺色青，四时各随其色。肝色青而反色白，非其时色脉，皆当病。（7）

【注释】

①寸口：此指两手寸、关、尺脉。②旺时：旺时指一年四季中五脏所主的当令之时，此时色、脉有相应的特征。如春为肝之令，相应色青、脉弦；夏为心之令，相应色赤、脉洪；秋为肺之令，相应色白、脉浮；冬为肾之令，相应色黑、脉沉；四季之末十八日为脾当令，相应色黄、脉缓。下文"非其时"与"旺时"相对，即非其旺时。

【译解】

四时气候变化可影响人体的生理功能，人的脉象和气色随着四时气候而相应变化，以与自然界协调。例如，春时肝旺、脉弦、色青是为正常，假如此时色反白、脉反浮（秋季色脉），是为非其时而有其色脉，即属病理现象。

【原文】

问曰：有未至而至①，有至而不至，有至而不去，有至而太过，何谓也？

师曰：冬至②之后，甲子③夜半少阳起，少阳④之时，阳始生，天得温和。以未得甲子，天因温和，此为未至而至也；以得甲子，而天未温和，为至而不至也；以得甲子，而天大寒不解，此为至而不去也；以得甲子，而天温如盛夏五六月时，此为至而太过也。（8）

【注释】

①未至而至：第一个"至"指时令，第二个"至"指气候。下同。②冬至：农历二十四节气之一，居"大雪"与"小寒"之间（每年12月21日前后）。③甲子：是古代用天干、地支配合起来计算年、月、日的方法。天干十个（甲、乙、丙、丁、戊、己、

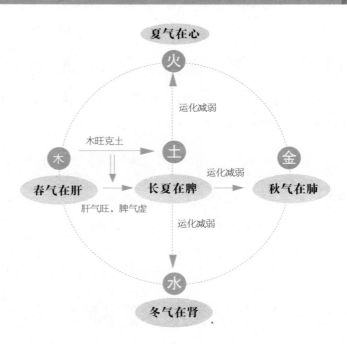

庚、辛、壬、癸），地支十二个（子、丑、寅、卯、辰、巳、午、未、申、酉、戌、亥），天干与地支循环相配，可成甲子、乙丑、丙寅……癸亥等60组，循环使用，以纪日或者纪年，称为甲子。此处甲子指冬至之后六十天。④少阳：古人将一年分为三阴三阳六个阶段，各六十天，自少阳始，至厥阴止。少阳起，指冬至后六十日开始为少阳当令之时。详见《难经·七难》。

【译解】

一年四时，气候变化有一定常度。春温、夏热、秋凉、冬寒，与时令相符的正常气候，一般不会使人致病。若气候与时令不符是为反常气候，易导致人体发生疾病。如冬至之后的60天，正当雨水节，此时阳气开始生长，气候逐渐转暖，这是正常规律。如未到雨水节，而气候已经温暖，这是时令未到，气候先到，为"未至而至也"；如已到雨水节，气候尚未温暖，这是时令已到而气候未到，为"至而不至也"；如已到雨水节，气候仍然很冷，

这是时令已到，而严寒气候当去不去，为"至而不去也"；如时令到雨水节，气候却像盛夏般的炎热，这是气候至而太过，为"至而太过也"；这些皆属与时令不相符的异常气候，容易导致疾病的发生，必须注意调摄。

【原文】

师曰：病人脉浮者在前①，其病在表；浮者在后②，其病在里，腰痛背强不能行，必短气而极③也。（9）

【注释】

①脉浮者在前：指浮脉见于寸部。前，以关部为标准，关前即寸部脉，属阳主表。本条论述浮脉的临床意义，说明同一脉象，见于不同的部位，则主病各异。②浮者在后：指浮脉见于尺部。后，以关部为标准，关后即尺部脉，属阴主里。③极：疲乏之义。扬雄《方言》："极，疲也。"

【译解】

老师说：切脉见病人关前寸部脉比较浮盛，寸脉属阳候外，故知其病属外感表证。若浮脉见于关后尺部，尺脉属阴候里，故知其病属内伤里证。另外，尺脉又候肾。若尺脉浮而无力，则主肾虚精亏内伤，虚阳浮越而不潜。肾为作强之官，藏精生髓而主骨，腰为肾之府，其脉贯脊。所以临床必伴见腰痛背强、下肢酸困不能行走、短气而疲劳至极等症。

【原文】

问曰：经①云：厥阳独行②，何谓也？
师曰：此为有阳无阴，故称厥阳③。（10）

【注释】

①经：指古代的医经，具体何书已失传。盖考之《内经》《难经》皆无"厥阳独行"一词。②厥阳独行：在正常情况下，人体处于"阴平阳秘"状态，阴阳升降亦保持平衡协调。厥阳独行，为阴亏于下，阳气无所依附而逆于上，

即阴虚阳亢，阳气上逆。病人可表现为眩晕、突然昏眩，甚则昏不识人等，在此说明阴阳失调是疾病发生的总病机。厥。逆也。厥阳，指阳气上逆。③有阳无阴，故称厥阳：这里指出厥阳独行的病机。中医学认为，人体所有者不外阴阳两个方面，而阴阳

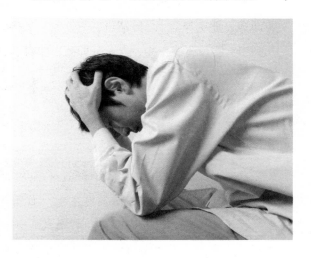

贵在协调与平衡。在正常情况下，阴阳两个方面相互对立、相互依存、相互消长、相互转化、相互制约，总是维持着相对协调平衡的状态，从而保证了正常的生命活动。正如《素问·生气通天论》所说："阴平阳秘，精神乃治。"如果在各种病理因素的影响下，或机体本身的功能失调，阴阳的平衡协调关系遭到破坏，出现任何形式下的阴阳偏盛偏衰，就会产生一系列的病理变化。例如阳胜则阴病、阴胜则阳病，阴胜则寒、阳胜则热，阳虚则寒、阴虚则热等。所以阴阳失调是一切疾病产生的基本病机。本条所言厥阳独行的病机是"有阳无阴，故称厥阳"。这里的"有""无"都是相对的，并非绝对之辞。基本精神是说明阴精亏损，阴不敛阳，阳无所附，阳气独盛而逆于上的病机。"厥阳独行"就是"阴虚阳亢"之意。临床符合这一病机的证候颇多，如肝肾阴虚，肝阳上亢之眩晕、头痛、中风暴厥等。

【译解】

学生问：在古医经上曾载有"厥阳独行"一词，这是什么意思？

老师回答说：这是讲阴气衰竭，而阳气独盛，有升无降的病机。因为孤阳上逆，所以叫作厥阳。

【原文】

问曰：寸脉沉大而滑，沉则为实，滑则为气，实气相搏，血气入脏即死，

入腑即愈，此为卒厥①，何谓也？

师曰：唇口青，身冷，为入脏即死；如身和，汗自出，为入腑即愈。（11）

【注释】

①卒厥：卒，通猝；指突然昏倒、不省人事或伴四肢厥冷的病症。

【译解】

左寸脉候心主血，右寸脉候肺主气，血气失和，可反映于寸部脉。脉沉为血实，滑为气实，大脉主邪盛。"血气，入脏即死"之血气即为失调、逆乱之血气，是为病邪而非正常的血气。阴阳气血逆乱，脏腑功能失调，可发生卒厥等各种病症。卒厥发生后，若唇口青、身冷，说明邪气内闭，血流瘀滞，阳气衰竭，内闭外脱，属入脏，预后不良；若身体温和，微汗自出，说明气血流通，病在腑，较易治愈。所谓入脏入腑，是指阴阳气血逆乱程度及病情的轻重。

【原文】

问曰：脉脱①，入脏即死，入腑即愈，何谓也？师曰：非为一病，百病皆然。譬如浸淫疮②，从口起流向四肢者可治，从四肢流来入口者不可治；病在外者可治，入里者即死。（12）

【注释】

①脉脱：指一时性脉象乍伏不见，多由邪气阻遏，脉中气血一时不通所致。
②浸淫疮：皮肤病的一种，疮面流黄水，可由一处染及他处。

【译解】

脉脱多为正邪相争，邪遏正气，经脉不通，故脉伏不见似脱。所谓"入脏即死，入腑即愈"同第11条所论卒厥预后意义相同。接着原书又举病变表现在皮肤的浸淫疮为例，指出其从口起流向四肢的，是正气抗邪外出，病位由深转浅，病势转轻，故曰"可治"，而从四肢逐渐向口蔓延，则是正不胜邪，病位由浅入深，病势转重，故云"不可治"。总之，病由外传内者，在脏者难治；由内传外，在腑者易治。这是判断疾病预后的一般规律，所以说"非为一病，百病皆然"。

【原文】

问曰：阳病十八①何谓也？

师曰：头痛、项、腰、脊、臂、脚掣痛②。

阴病③十八，何谓也？

师曰：咳、上气、喘、哕、咽④、肠鸣、胀满、心痛、拘急。五脏病各有十八，合为九十病；人又有六微⑤，微有十八病，合为一百八病，五劳⑥、七伤⑦、六极⑧、妇人三十六病⑨，不在其中。

清邪⑩居上，浊邪⑪居下，大邪⑫中表，小邪⑬中里，䅽饪之邪，从口入者，宿食也。五邪中入，各有法度，风中于前，寒中于暮，湿伤于下，雾伤于上，风令脉浮，寒令脉急，雾伤皮肤，湿流关节，食伤脾胃，极寒伤经，极热伤络。（13）

【注释】

①阳病十八：指体表肢体经络的病变有18种。本条介绍古代对疾病的分类及计数，各种病邪的特点及其伤人的一般规律。②脚掣痛：指下肢腓肠肌抽掣疼痛。脚，小腿。③阴病：指内部脏腑的病变。④咽：音义同"噎"，指咽中梗死。⑤六微：指六腑。⑥五劳：说法不一。《素问·宣明五气》篇及

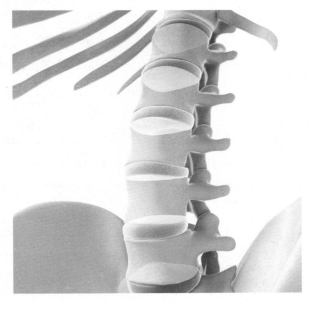

《灵枢·九针论》均以"久视伤血，久卧伤气，久坐伤肉，久立伤骨，久行伤筋"为五劳所伤。《千金方》以"志劳、思劳、忧劳、心劳、疲劳"为五劳。《诸病源候论》又以"肺劳、心劳、肝劳、脾劳、肾劳"为五劳。⑦七伤：本书"虚劳病篇"有"食伤、忧伤、饮伤、房室伤、饥伤、劳伤、经络营卫气伤"等七伤；《诸病源候论·虚劳候》以"大饱伤脾，大怒气逆伤肝，强力举重、久坐湿地伤肾，形寒饮冷伤肺，忧愁思虑伤心，风雨寒暑伤形，大恐惧不节伤志"为七伤。⑧六极：指六类虚损疾患。《诸病源候论·虚劳候》指气极、血极、筋极、骨极、肌极、精极。极，是极度劳损的意思。⑨妇人三十六病：《诸病源候论·带下三十六候》

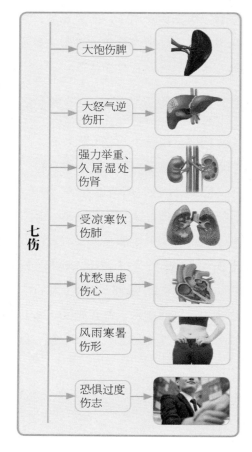

七伤
大饱伤脾
大怒气逆伤肝
强力举重、久居湿处伤肾
受凉寒饮伤肺
忧愁思虑伤心
风雨寒暑伤形
恐惧过度伤志

载妇人三十六病是指：十二症、九痛、七害、五伤、三痼。⑩清邪：指雾露之邪。⑪浊邪：指湿邪。因湿性重浊，故名。⑫大邪：指风邪。因风性散漫，为百病之长，故名。⑬小邪：指寒邪。

【译解】

学生问：我听说阳病有18种，具体是哪些呢？

老师回答道：阳病是指邪气侵犯肢体经络的病变。具体包括头痛、项痛、腰痛、脊痛、臂痛、小腿抽掣疼痛6种，又各分为卫病、营病、营卫俱病3种证型，三乘以六，故共有18种。

学生又问：阴病也有18种，具体有哪些呢？

老师回答说：阴病是指邪气侵犯脏腑的病变。具体有咳嗽、上气、喘证、呃逆、噎塞、肠鸣、胀满、心痛、拘急9种，又有虚、实之异，以九乘二，所以阴病也有18种。人有五脏，五脏各受六淫邪气为病，又有气病、血病、气血俱病3种证型，以六乘三，所以各脏的疾病有18种，以十八乘五，则五脏疾病共有90种。人还有六腑，六淫邪气侵及六腑，也有气病、血病、气血合病之分，以六乘三，各腑疾病有18种；以十八乘六，则六腑病共有108种。至于五劳、七伤、六极，以及妇科的36种病，皆非六淫外邪所致，故尚未统计在内。

雾露之邪，性轻清上扬，其伤害多在人体上部；湿邪重浊下沉，其伤害多在人体的下部；风邪散漫，多伤人肌表；寒邪紧束，多伤于里；饮食之邪，从口而入，多损伤脾胃，而为宿食。上述五类邪气伤人，以类相从，各有一定的规律可循。如风为阳邪，多于上午伤人；寒为阴邪，多于日暮伤人；湿性重浊，多伤于人体下部；雾性轻清，多伤于人体上部；风邪伤人则使脉浮，寒邪伤人则使脉紧急；雾露之邪易伤皮肤肌腠，湿浊邪气易于流注关节。经脉在里属阴，络脉在外属阳，寒邪归阴，所以"极寒伤经"；热邪归阳，所以"极热伤络"。

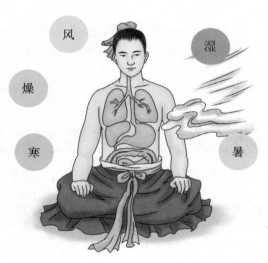

◎邪气包括风、燥、寒、暑、湿等，它们从肌表侵入腠理后发展为各种疾病

胃主受纳，脾主运化。所以饮食不节，容易损伤脾胃。

【原文】

问曰：病有急当救里救表者，何谓也？师曰：病，医下之，续得下利清谷①不止，身体疼痛者，急当救里；后身体疼痛，清便自调②者，急当救表也。

（14）

【注释】

①下利清谷：指泄泻，泻下之物清冷，杂有大量未消化食物。②清便自调："清"同"圊"，这里作动词用，清便自调，指大便已恢复正常。

【译解】

治疗表里同病，一般当先解表，表解之后方可治里，否则易导致外邪内陷而加重里证，但临证时要知常达变。本条所论下利清谷不止之里证与身疼痛之表证并见，因下利清谷属脾肾阳衰之征，以虚寒里证为急为重，此证若不急治，正虚难以抗邪，在表之邪易蔓延入里，若误用发汗再伤其阳，甚者可生亡阳虚脱之变。正确的治法应是先治里证，待清便自调，标志脾肾阳气已复时再治表证。

【原文】

夫病痼疾①，加以卒病②，当先治其卒病，后乃治其痼疾也。（15）

【注释】

①痼疾：指难治的慢性久病。②卒病：指突然发生的新病。

【译解】

一般来说，痼疾日久势缓，卒病新起势急；痼疾根深蒂固，难以速愈，卒病邪气尚浅，其病易除，因此，痼疾加卒病当先治卒病，后治痼疾，且先治新病，还能避免新邪深入与旧疾相合，但若新病与旧病互相影响则应兼顾，如《伤寒论》："喘家作，桂枝汤加厚朴、杏子佳。"就是治疗新感兼顾旧病的例子。

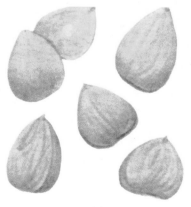

◎杏仁

【原文】

师曰：五脏病各有所得者愈①，五脏病各有所恶②，各随其所不喜③者为病。病者素不应食④，而反暴思之⑤，必发热也。（16）

【注释】

①五脏病各有所得者愈：谓五脏患病以后，得到对病情适宜的饮食居处，就能加速疾病痊愈。②五脏病各有所恶：恶（音务），讨厌。谓五脏患病后，各有所憎恶的东西。即对病情不适宜的饮食、居处。③所不喜：即不喜欢的东西，亦即所恶之物。④素不应食：指平素不喜吃的食物。素，"向来"之意。⑤暴思之：谓突然特别想得到它。思，有作"食"解者，亦通。本条揭示临床应根据五脏喜恶进行调养护理。由于五脏的生理特性不同，病理变化各异，所以五脏病各有其所宜、所喜的饮食居处及其治法。得其所宜、所喜，则有助于脏气的恢复和病体的康复。所恶，即恶所不宜；得其所恶，失其所宜，则有助于病邪的发展，不利于脏气的恢复。故云"五脏病各有所恶，各随其所不喜者为病。"

【译解】

老师说：五脏患病以后，如果得到与病情适宜的饮食居处，就会有助于疾病的康复痊愈。五脏患病以后，各有它所厌恶的东西，如果给予那些所厌恶、不喜欢的东西，就会加重它的病情。病人平素不喜欢某种食物，患病以后却突然想吃这种食物，这是因为脏气被邪气所改变，食后必定助长邪气而导致发热。

【原文】

夫诸病在脏，欲攻之①，当随其所得而攻之②，如渴者，与猪苓汤③。余皆仿此。（17）

【注释】

①诸病在脏,欲攻之: 这里是指需要治疗各种脏腑的里实证。攻,作"治疗"解。
②随其所得而攻之: 谓应针对那些相互结合、依附的病邪而施治。所得,指相互结合的病邪而言。本条论述治病应审证求因,治病求本。里证痼疾,邪气固结在里而难除,往往与痰浊、水饮、瘀血、宿食等病理产物相互搏结有关。只有祛除这些有形之邪,无形之邪气才会失去依附而得以尽去。因此,仲景要求医生临床应审证求因,治病求本,掌握

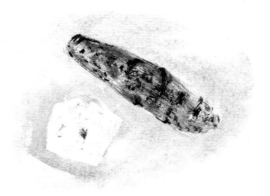

◎茯苓

疾病的症结所在,攻其所得,其病易愈。③猪苓汤: 出自于本书第十三篇,由猪苓、茯苓、泽泻、滑石、阿胶组成,具有滋阴清热利水功效,主治阴虚水热互结证。

【译解】

　　各种脏腑的里实证,多与有形之邪内结有关。要想治疗这些疾病,就必须审证求因,针对病邪,施以恰当的方药,才能奏效。例如,病人口渴而小便不利者,是由于阴亏水热互结所致,治疗用猪苓汤育阴清热利水,就是"随其所得而攻之"的具体例证。其他的疾病,都可以仿此类推。

痉湿暍病脉证治第二

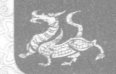

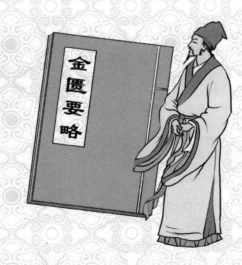

【题解】

痉病乃外感风寒，邪阻筋脉；或误治伤津，筋失所养，出现以项背强急，口噤不开，甚至角弓反张为主证的一类病症。外感、内伤均可导致，但本篇所论以外感风寒致痉为主，也涉及误治伤津成痉者。

湿病为感受湿邪所致，有外湿、内湿之别，本篇主要论述外湿。病因为外感湿邪，常挟风挟寒而侵犯肌表、流注关节所致，病位在肌肉关节，以发热、身重、骨节疼痛为主症，治以微汗为要，并当辨明风寒湿邪之偏盛。

暍，《说文》谓之"伤暑也"，由夏月外感暑热所致，常易兼寒挟湿。初起虽多见表证，但每致气阴两伤，虚实夹杂。以发热自汗，烦渴尿赤，少气脉虚为主症。

【原文】

太阳病，发热无汗，反恶寒者，名曰刚痉。（1）

【译解】

痉病，初起具有太阳表证见发热无汗，恶寒者，此属表实邪闭而筋急，故称为刚痉。

【原文】

太阳病，发热汗出，而不恶寒者，名曰柔痉。（2）

【译解】

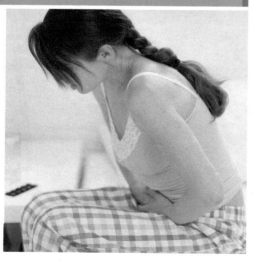

痉病，初起具有太阳表证见发热汗出，恶寒者，此属表虚筋急，故称为柔痉。

【原文】

太阳病，发热，脉沉而细者，名曰痉，为难治。（3）

【译解】

痉病，初起见太阳表证发热等，诊脉却沉而细。沉脉主里，细脉主阴血亏损。综合分析，该痉病为邪盛正虚，正不胜邪，治疗攻补两难，故预后多不良。

【原文】

太阳病，发汗太多，因致痉。（4）

【译解】

太阳病表证，如果施用发表峻剂，出汗太多，耗伤津液，就有可能导致痉病。

【原文】

夫风病，下之则痉，复发汗，必拘急。（5）

【译解】

各种外感风邪疾患者，如果误用攻下法，则使阴液下夺，就有可能导致病痉；如果再发其汗，则津液外泄，就会使病情加重，出现全身肢体筋脉急迫拘挛。

【原文】

疮家，虽身疼痛，不可发汗，汗出则痉。（6）

【译解】

久患疮疡之人，平素流脓淌血，阴血已伤；尽管有身体疼痛等太阳表证，也不可施用峻剂发汗法，如果误用，则阴血更伤，筋脉失养，导致痉病。

【原文】

病者，身热足寒，颈项强急，恶寒，时头热，面赤，目赤，独头动摇，卒口噤，背反张者，痉病也。若发其汗者，寒湿相得，其表益虚，即恶寒甚。发其汗已，其脉如蛇。（7）

【译解】

病人身上发热，下肢双足却发凉，颈项部强直而急迫，恶寒，有时头部发热，面部发红，双目红赤，头部不停地颤动、摇摆不定，突然间牙关紧闭，口噤不能发声，甚则出现角弓反张者，这就是痉病发作时的典型表现。如果用发汗法治疗，寒邪与汗湿相结合，其表更虚，患者就更加恶寒。发汗以后，其脉起伏如蛇行状。

【原文】

暴腹胀大者，为欲解，脉如故，反伏弦者，痉。（8）

【译解】

病人突然出现腹部胀大的，脉象平和，是痉病向愈的征兆。若脉象没有变化，仍然见沉伏而弦者，这是发痉之兆。

【原文】

夫痉脉，按之紧如①弦，直上下②行。（一作筑筑而弦，《脉经》云：痉家其脉伏坚，直上下。）（9）

【注释】

①如：音义同"而"。"如""而"二字，古人往往互用。②上下：上指寸部，下指尺部。

【译解】

痉病无论外感或误治而成，均导致筋脉强急，气血由内向外而抵抗有力，故痉病的主脉表现为弦紧劲急，直上下行。

【原文】

痉病有灸疮，难治。（10）

【译解】

痉病患者因施用灸法身体有灸疮者，治疗难以措手，预后不良。

【原文】

太阳病，其证备①，身体强②，几几然③，脉反沉迟，此为痉，栝蒌桂枝汤主之④。（11）

栝蒌桂枝汤方

栝蒌根二两（10~15克）　桂枝三两（10克）　芍药三两（10克）　甘草二两（6克）

生姜三两（10克）　大枣十二枚（4枚）

上六味，以水九升，煮取三升，分温三服⑤，取微汗。汗不出，食顷，啜热粥发之。

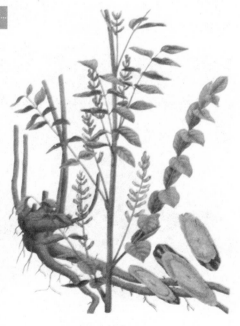

◎甘草

【注释】

①太阳病，其证备：指具备发热、恶风寒、汗出、头项强痛等太阳表虚证的证候。②身体强：指周身强直而不柔和。强，音匠。③几几然：形容颈项及周身强直不柔和的状态。几（音殊）：短羽之鸟，伸项欲飞而不能状；然，

形容词词尾。④栝蒌桂枝汤主之：指出柔痉的治疗方剂。栝蒌桂枝汤，即桂枝汤原方加栝蒌根而成。用桂枝汤，解肌祛风散外邪，调和营卫；且方中芍药与甘草大枣相配，酸甘化阴，又具缓挛舒经之效，与痉病筋脉强急的病机极为贴切。栝蒌（瓜蒌）根即天花粉，苦寒质润，生津养阴，清热润燥。诸药相伍，具有散邪解肌，养阴生津，舒缓筋脉之效；故可用于柔痉。现代临床用本方化裁，治疗脑膜炎、小儿抽搐等疾病。⑤分温三服：分为3次温服。服，喝一次药称"一服"。

【译解】

太阳病表虚证的症状已经完全具备了。伴见身体强直，项背强急不柔和，俯仰不能自如。脉象不浮缓却反见沉迟者，这是痉病的柔痉证，当用栝蒌桂枝汤主治。

【原文】

太阳病，无汗而小便反少，气上冲胸①，口噤不得语②，欲作刚痉③，葛根汤主之④。（12）

葛根汤方

葛根四两（12~15克）　麻黄三两（9克）去节　桂枝二两去皮（6克）　芍药二两（6克）　甘草二两炙（6克）　生姜三两（9克）　大枣十二枚（4枚）

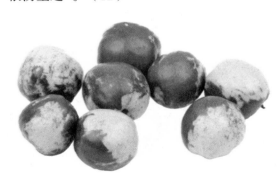

◎ 大枣

上七味，咬咀⑤，以水七升，先煮麻黄、葛根，减二升，去沫，内诸药⑥，煮取三升，去滓，温服一升，覆取微似汗⑦，不须啜粥。余如桂枝汤法将息及禁忌⑧。

【注释】

①气上冲胸：谓患者自觉有气向上冲逆到胸中，且感到胸满。②口噤不得语：

指牙关紧闭，不能说话。③欲作刚痓：谓病势发展下去，将成为刚痓。④葛根汤主之：指出刚痓的治疗方剂。葛根汤即桂枝汤加麻黄、葛根而成。方中桂枝、麻黄、生姜辛温发表，开腠理以散邪气；葛根升津液，舒经脉，缓挛急。并助麻桂等解散表邪；芍药、甘草、大枣，酸甘化阴，益阴缓挛。诸药相配具有发表散邪、生津舒筋之效，适用于风寒邪气外束，兼津伤筋急之刚痓。临床以本方化裁，治疗感冒、上呼吸道感染、流行性脑脊髓膜炎、脑炎、颈椎病、肌肉风湿、肩周炎、流行性肌张力障碍综合征等疾病，具备刚痓病机特点者。⑤㕮咀：本义为用牙咬碎嚼细，引申为将药物切碎或切片。㕮（音斧），咀嚼；咀（音举），细嚼。李东垣："㕮咀，古制也。古无刀，以口咬细，令如麻豆煎之。"王好古："今人以刀器锉细如麻豆大，比㕮咀之易成也。"⑥去沫，内诸药：即去掉上面的浮沫，然后放入其他药物。内，通"纳"。⑦覆取微似汗：指加衣盖被保暖，促使身体微微出汗。⑧余如桂枝汤法将息及禁忌：其他的调养护理方法以及服药禁忌，均按桂枝汤方下的要求进行。桂枝汤法，指桂枝汤方剂后面记载的调养护理方法及服药饮食禁忌等。将息，将养调理。

【译解】

在太阳病表证存在的前提下，患者不出汗，小便却很少，自觉气逆上冲胸中，牙关紧急、口闭不开，不能言语。若病势继续发展，必将出现项背强急、角弓反张等证。此属痓病之刚痓的前兆，治疗用葛根汤发表散邪，生津舒筋。

【原文】

痓为病，胸满口噤，卧不着席，脚挛急①，必齘②齿，可与大承气汤。

大承气汤方

大黄四两（酒洗）　厚朴半斤（去皮，炙）　枳实五枚（炙）　芒硝三合

上四味，以水一斗，先煮二物，取五升，去滓，内大黄。煮取二升，去滓，内芒硝，更上火微一二沸，分温再服，得下止服。（13）

【注释】

①脚挛急：脚，《说文》解为胫，即小腿。此指小腿肌肉的痉挛状态。②龄：此指牙关紧闭，甚或上下牙齿磨切有声。

【译解】

病邪在表失治，化热入里，可传至阳明，实热壅盛，故胸满；邪热上迫，变燥化风，故口噤、龄齿；燥热灼伤津液，筋脉失于濡养则拘急，故角弓反张，卧不着席，四肢挛急。治以急泄里热而救阴，方用大承气汤。方中大黄、芒硝泄其实热，枳实、厚朴破其壅塞，共奏釜底抽薪之效，则痉病之证可以缓解。

【原文】

太阳病①，关节疼痛而烦②，脉沉而细（一作缓）者，此名湿痹③。《玉函》云中湿。湿痹之候，小便不利，大便反快④，但当利其小便。（14）

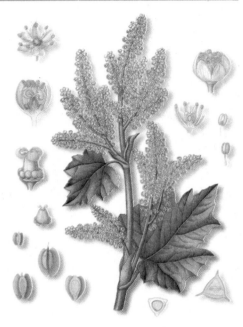

◎大黄

【注释】

①太阳病：谓外温侵犯太阳之表所致的表湿证，患者当具备表证的一般证候。②关节疼痛而烦：谓关节疼痛剧烈而烦扰不宁。③湿痹：病症名，又称"著痹"，为痹证之一，是湿邪偏盛的痹证。《素问·痹论》："风寒湿三气杂至，合而为痹。其风气胜者为行痹，寒气胜者为痛痹，湿气胜者为著痹。"④大便反快：谓大便反而爽利，此处指大便稀溏泄泻。反，与小便不利相对而言。

【译解】

在具备太阳病表证的前提下，病人肢体关节疼痛剧烈而烦扰不宁，诊得脉沉而细者，这是因感受湿邪，流注关节，痹阻经脉所致，此病名叫"湿痹"。在湿痹证候的基础上，若伴有小便不利，大便稀溏泄泻等，这是外湿和内湿合邪为患，且里湿偏盛，治疗应当利其小便，使湿从下去。

【原文】

湿家①之为病，一身尽疼（一云疼顿），发热，身色如熏黄也。（15）

【注释】

①湿家：指患湿病的人。

【译解】

湿病为邪，盛于外者，阳必郁于内，湿盛于外，则一身尽疼，阳郁于内，则发热，湿热交蒸，且湿重于热，湿热郁于肌肉之间，就出现全身皮肤像烟熏过一样的晦黄的颜色。

【原文】

湿家①，其人但头汗出，背强，欲得被覆向火②。若下之早则哕③，或胸满，小便不利（一云利），舌上如胎④者，以丹田⑤有热，胸上有寒⑥，渴欲得饮而不能饮，则口燥烦也。（16）

【注释】

①湿家：久患湿病之人。《脉经》作"湿家之为病"。②欲得被覆向火：指患者喜欢加盖衣被，烤火取暖。《说文》"覆，盖也"；向火，即烤火。③若下之早则哕：如果误用苦寒攻下剂，病人就会出现呃逆。哕，即呃逆，又称哕逆。这里指出湿病误下后的变证。"湿家，其人但头汗出，背强，欲得被覆向火"，证属寒湿束表，阳郁不宣者，治宜温经除湿，宣通阳气法，

而不可妄施苦寒攻下。如若误下，势必损伤阳气，而成上寒下热的寒热错杂变证。④舌上如胎：指舌上有一层白滑垢腻之物。胎，同"苔"。⑤丹田：穴名，位于脐下 3 寸处，乃三焦的募穴。这里泛指下腹部位。⑥胸上有寒：湿病误下损伤上焦阳气而有寒。寒，作"寒湿"解。

【译解】

长期患湿病的人，出汗仅见于头部，项背部强直，恶寒怕冷，经常喜欢厚衣盖被，或烤火取暖。这是由于寒湿束表，阳郁不宣所致。假如误认为里实而施以苦寒攻下剂，病人就会出现呃逆，或自觉胸中满闷，小便量少不利，望其舌上出现一层白滑垢腻状物，好像舌苔一样。这是由于攻下后损伤中上二焦的阳气而胸中寒湿，下焦湿浊化热所致。下焦热郁，气化不行，津液不布，则口干燥而心烦；寒湿内盛，则又不能饮水。

【原文】

湿家下之，额上汗出，微喘，小便利者死①；若下利不止者，亦死②。（17）

【注释】

①湿家下之，额上汗出，微喘，小便利者死：温病偏表者宜微汗，偏里者宜利小便，若非里实则不可攻下。若妄施攻下阳气大伤，则虚阳上越，气从上脱，故见额上汗出不断，气息微弱而喘；肾气大伤，失于固摄，而小便自利，液从下竭，故预后不良。②下利不止者，亦死：湿病阳微，误下伤脾，而大便泻痢不止者，预后不良。

【译解】

长期患湿病之人，不可妄用攻下。如果误用攻下，阳气大伤见前额部汗出淋漓，气息微弱而喘促，小便通利者，多预后不良；若误下伤脾，泻利不止，也预后不良。

【原文】

风湿相搏，一身尽疼痛，法当汗出而解，值天阴雨不止，医云此可发汗，汗之病不愈者，何也？盖发其汗，汗大出者，但风气去，湿气在，是故不愈也。若治风湿者发其汗，但微微似欲出汗者，风湿俱去也。（18）

【译解】

风湿之邪相互搏结，侵袭肌表，痹阻关节皮肉之间，则周身疼痛，当以汗法而散风湿之邪。假如正值阴雨连绵的天气，湿气较盛之时，则汗法后病未愈者，这是由于发汗不当的缘故。由于风为阳邪，其性轻扬，易于表散；湿为阴邪，其性黏滞，难以速去，故发汗风气虽去而湿邪仍在，其病不愈。治风湿之法，必须掌握其要点，应温阳解表，使阳气伸展，营卫流行，微似汗出，则湿邪自无容留之处，即可与风邪俱去。

【原文】

湿家病身疼发热，面黄而喘，头痛鼻塞而烦，其脉大，自能饮食，腹中和无病，病在头中寒湿，故鼻塞，内药鼻中则愈。（《脉经》云：病人喘，而无"湿家病"以下至"而喘"十一字）（19）

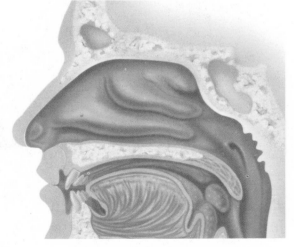

【译解】

外受寒湿，湿邪滞留，则身体疼痛；寒束肌表，阻遏卫阳，故发热；湿郁不去，故面黄；湿郁肌腠，肺气失宣，故气喘；寒湿在上，郁阻清阳，故头痛、鼻塞。寒湿伤于上部，其病偏表，里和无病，故脉大，饮食正常。根据古代医家的经验"病浅不必深求"，可将辛香之药纳入鼻中，宣散寒湿，通利肺气，诸证遂除。

【原文】

湿家身烦疼，可与麻黄加术汤，发其汗为宜。慎不可以火攻①之。（20）

麻黄加术汤方

麻黄三两（去节）　桂枝二两（去皮）　甘草二两（炙）　杏仁七十个（去皮尖）　白术四两

上五味，以水九升，先煮麻黄，减二升，去上沫，内诸药，煮取二升半，去滓，温服八合，覆取微似汗。

【注释】

①火攻：指用烧针、熨、艾灸、火熏等法发汗攻邪。

【译解】

寒湿之邪，郁于肌腠，营卫运行不利，故身体疼痛不已。用麻黄加术汤发汗以散寒祛湿，正如清初医家喻昌说："麻黄得术，则虽发汗，不至多汗。"寒湿不同于伤寒，可解表而不可过汗，更不能用火法攻邪，若用火攻，一是易致过汗，湿性黏滞，不易骤除；二是火热内攻与湿相合，可能引起其他变证。

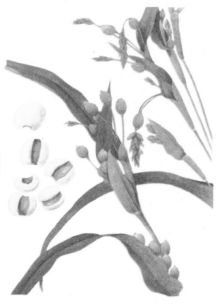

◎薏苡仁

【原文】

病者一身尽疼，发热，日晡所①剧者，名风湿。此病伤于汗出当风，或久伤取冷所致也。可与麻黄杏仁薏苡甘草汤。（21）

麻黄杏仁薏苡甘草汤方

麻黄（去节半两汤泡）　甘草一两

（炙）　薏苡仁半两　杏仁十个（去皮尖，炒）

上剉麻豆大，每服四钱匕，水盏半，煮八分，去滓，温服，有微汗，避风。

【注释】

①日晡所：晡，指天干地支计时法中的申时，即下午3时至5时。所，乃约数之谓。

【译解】

风湿袭表，滞留肌表，正气抗邪，故周身疼痛，发热。本病的成因是汗出之时感受风邪或过度贪冷所致。当解表除湿，使风湿之邪从微汗而解。治当轻清宣化，解表祛湿，方用麻黄杏仁薏苡甘草汤。

【原文】

风湿，脉浮身重、汗出恶风者，防己黄芪汤主之。（22）

防己黄芪汤方

防己一两　甘草半两（炒）　白术七钱半　黄芪一两一分（去芦）

上剉麻豆大，每抄五钱匕，生姜四片，大枣一枚，水盏半，煎八分，去滓温服，良久再服。喘者加麻黄半两；胃中不和者加芍药三分；气上冲者加桂枝三分；下有陈寒者加细辛三分。服后当如虫行皮中，从腰下如冰，后坐被上，又以一被绕腰以下，温令微汗，瘥。

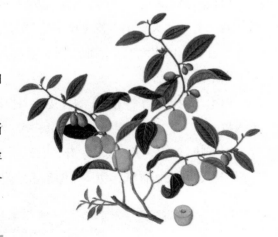

◎枣

【译解】

风袭肌表，故见脉浮；湿邪郁于肌腠经络，故身体沉重；风湿在表，当发汗乃去，然未采用发汗之法而见汗出者，并见恶风，乃腠理疏松，卫表气虚之象。治当益气固表除湿，方用防己黄芪汤。方中重用黄芪益气固表利水，配防己祛风行水，两者共为君药。白术健脾燥湿，既助黄芪益气固表，又助防己利水祛湿；甘草益气健脾，调和诸药；生姜、红枣辛甘发散，调和营卫。六药配合，使卫强表固，风散湿除，故疾病得以治愈。

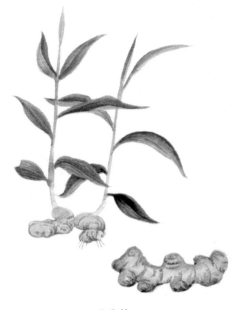

◎生姜

【原文】

伤寒八九日，风湿相搏，身体疼烦，不能自转侧，不呕不渴，脉浮虚而涩者，桂枝附子汤主之；若大便坚，小便自利者，去桂加白术汤主之。（23）

桂枝附子汤方

桂枝四两（去皮）　生姜三两（切）　附子三枚（炮，去皮，破八片）　甘草二两（炙）　大枣十二枚（擘）

上五味，以水六升，煮取二升，去滓，分温三服。

白术附子汤方

白术二两　附子一枚半（炮去皮）　甘草一两（炙）　生姜一两半（切）　大枣六枚

上五味，以水三升，煮取一升，去滓，分温三服。一服觉身痹，半日许再服，三服都尽，其人如冒状，勿怪，即是术、附并走皮中，逐水气，未得除故耳。

【译解】

外感风寒湿邪，八九日不解，说明邪尚在表，故脉浮；"不呕不渴"说明未传经入里，亦未郁而化热；邪留肌表，卫阳表虚，故脉虚；风湿痹阻，营卫气血运行不畅，故脉涩。治当温经助阳，散寒除湿，方用桂枝附子汤。

方中桂枝祛风散寒，合甘草辛甘助卫阳，附子温经化湿，生姜、大枣调和营卫，诸药合用，使卫阳振奋，风湿之邪从表而解。

若"大便坚，小便自利者"，说明湿邪在表未入里，与本篇所云"小便不利，大便反快"之里湿恰成对照。服用桂枝附子汤后，阳气通达，风邪已去；身体尚疼，转侧不便，仍是皮中湿痹所致，当以温经助阳，缓除其湿，于前方去桂枝之辛散，加白术以逐皮中水气。

【原文】

风湿相搏，骨节疼烦，掣痛不得屈伸，近之则痛剧，汗出短气，小便不利，恶风不欲去衣，或身微肿者，甘草附子汤主之。（24）

甘草附子汤方

甘草二两（炙）　白术二两　附子二枚（炮去皮）　桂枝四两（去皮）

上四味，以水六升，煮取三升，去滓。温服一升，日三服。初服得微汗则解。能食，汗出复烦者，服五合。恐一升多者，服六七合为妙。

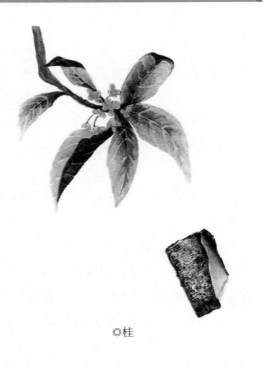

◎桂

【译解】

风湿相互搏结，由肌肉侵入关节，经脉气血运行不畅，故骨节疼烦掣痛，不得屈伸，触按则痛甚；表阳虚，卫外不固，故汗出恶风不欲去衣；里阳已虚，不能化湿，故短气、身微肿而小便不利。病属风湿两盛，内外皆虚之证。当以温经助阳，祛风除湿，方用甘草附子汤。方中甘草缓急，补中；桂枝走表祛风，通阳化气，附子温经助阳除湿；白术健脾燥湿。诸药共有，使表里阳气振奋，风湿之邪从微汗而解。

【原文】

太阳中暍①，发热恶寒，身重而疼痛，其脉弦细芤迟。小便已，洒洒然毛耸②，手足逆冷，小有劳③，身即热，口开④，前板齿燥⑤。若发其汗，恶寒甚；加温针⑥，则发热甚；数下之，则淋甚。（25）

【注释】

①中暍：即伤暑，又名"中热"。暍（音叶），《说文》："暍，伤暑也"；《玉篇》："中热也"。②小便已，洒洒然毛耸：谓患者小便以后，突然全身洒渐寒战，毫毛竖起的状态。已，以后。洒（音撒），寒栗貌。③小有劳：即稍微劳作之意。小，"稍微"。《广韵》："小，微也"。④口开：谓患者经常张口喘气，因暑热内盛所致。⑤前板齿燥：谓门齿干燥乏津。因暑热内盛，耗伤津气所致。前板齿，即门齿。

【译解】

暑热邪气外袭太阳肌表，症见发热恶寒，身体沉重而疼痛，切脉弦细芤迟；小便后，突然感到全身洒渐寒战，毫毛竖起，手足末梢发凉；稍微有所劳作，身体发热就加重；经常张口喘气，门齿干燥乏津。这些都是由于暑邪挟湿在表，暑热耗伤气阴所致。假若误施发汗法，则更伤阳气，故恶寒明显加重；如果误施温针法，则更助其邪热，使热势更高；假如多次误用攻下法，则更伤其阴津，就会出现小便不利，淋漓涩痛。

【原文】

太阳中热者，暍是也①。汗出恶寒，身热而渴，白虎加人参汤主之②。（26）
白虎加人参汤方
知母六两　石膏一斤（碎）　甘草二两　粳米六合　人参三两
上五味，以水一斗，煮米熟汤成，去滓，温服一升，日三服。

【注释】

①中热者，暍是也：谓"中热"就是中暍。《说文》："暍，伤暑也"；《玉篇》"中热也"。故中暍、伤暑、中热三者名虽不同，实为一类疾病。②白虎加人参汤主之：指出暍病热盛、气阴两伤证的治疗方剂。白虎加人参汤即白虎汤加人参而成。方以辛甘大寒之石膏为君药，清热祛暑，除烦止渴；知母为臣，苦寒质润，清热除烦，生津止渴；人参、粳米、炙甘草为佐，益气养阴生津，且防寒凉伤胃之弊。诸药相合，具有清热祛暑、益气养阴之效，可主治暍病热盛、气阴两伤证。临床用本方化裁，治疗多种热病辨证为无形热盛而津气两伤者。如伤暑、流脑、乙脑、钩体病、出血热、肺炎、产后感染。还用于糖尿病、尿崩症、风湿热、小儿夏季热等。

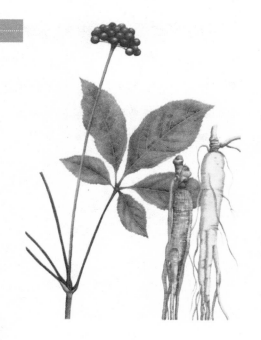

◎人参

【译解】

暑热邪气中伤太阳，即暍病。由于暑热内盛，气阴两伤，故临床症见汗出、恶寒、身体发热、口渴等。治疗用白虎加人参汤清热祛暑，益气养阴。

【原文】

太阳中暍，身热疼重，而脉微弱，此以夏月伤冷水，水行皮中所致也。一物瓜蒂汤主之。（27）

一物瓜蒂汤方

瓜蒂二十个

上锉，以水一升，煮取五合，去滓，顿服。

【译解】

暑邪伤人，始于肌表，故称"太阳中暍"。暑热之邪郁于肌表，故身热；暑邪挟湿，湿邪郁于肌腠，故身体疼痛沉重；湿盛遏阳，故脉微弱。属湿邪阻遏、表气不宣所致。治当祛湿清热，方用一物瓜蒂汤。瓜蒂苦寒之品，开郁宣阳，能使湿邪得除，暑热自消。

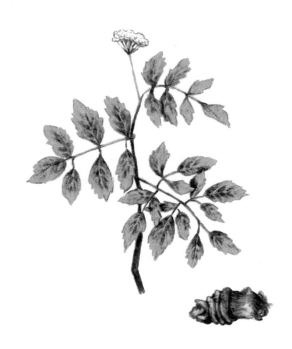

疟疾脉证并治第四

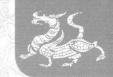

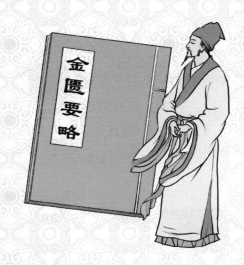

证二条 方六首

【题解】

疟疾，又名疟证。《说文》："瘧，从广，从虐"；《释名》："瘧，酷虐也。"疟有残酷、暴虐之意。此病以病状命名，因其发病时寒战鼓颔，腰脊头身俱痛，令人痛苦不堪，故称"疟"。

疟疾是因感受疟邪所致，临床以寒战壮热、头痛身痛、汗出脉弦、休作有时为特征。按照发病时寒热多少，分为瘅疟、温疟、牝疟等；根据发作时间，又分为一日疟、间日疟、三日疟等。诸疟未及时治疗，反复发作，疟邪深入，与痰瘀交结于胁下，则成为"疟母"。

疟疾是一种独立性比较强的、古老的疾病。早在《内经》中，即有《素问·疟论》《素问·刺疟篇》；《金匮要略》将疟疾独立成篇，《千金方》《外台秘要》等古籍均以较大的篇幅论述，都说明疟疾十分古老，发病率极高，对人类的健康危害极大。现代随着气候环境条件的改善，医药卫生事业的发展，疟疾的发病率已大大降低，在我国北方地区已很少见。

全篇共 5 条原文。

【原文】

师曰：疟脉自弦[1]，弦数者多热，弦迟者多寒。弦小紧者下之差，弦迟者可温之，弦紧者可发汗、针灸也，浮大者可吐之，弦数者风发[2]也，以饮食消息止之[3]。（1）

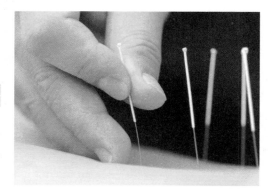

【注释】

[1]疟脉自弦：谓弦脉是疟疾的主脉。盖疟疾不离少阳，必见寒热往来，故脉自弦。[2]风发：指因

感受风阳邪气而引起发病。《素问·疟论》："夫瘅疟皆生于风。"风，泛指阳热邪气。③以饮食消息止之：指通过适当的饮食调理，促进疾病痊愈。消，减少、后退；息，增多、前进。消息，为反义词连用，有增损、进退的意思。

【译解】

老师指出：疟疾的主脉是弦脉。临床可以根据弦脉的相兼情况来判断疟疾的性质、病因病机，并进一步确定治法原则。如脉弦兼数者，是疟疾之热证；脉弦而兼迟者，是疟疾之寒证。脉弦而兼小紧者，是疟邪入里兼挟食滞，应用攻下法就可治愈；脉弦迟属寒证者，可以使用温法；脉弦而浮紧者，是疟邪在表而属寒证，可以使用发汗祛邪和针灸疗法；脉弦而浮大者，是疟邪偏表，病位病势偏上，可以使用涌吐法治疗；脉见弦数，这是疟邪兼风热阳邪所致，治疗除用清热法之外，还应配合饮食调理。

【原文】

病疟，以月一日发，当以十五日愈①，设不差，当月尽解。如其不差，当云何？师曰：此结为癥瘕②，名曰疟母③，急治之，宜鳖甲煎丸。（2）

鳖甲煎丸方

鳖甲十二分（炙）　乌扇④三分（烧）　黄芩三分　柴胡六分　鼠妇⑤三分（熬）　干姜三分　大黄三分　芍药五分　桂枝三分　葶苈一分（熬）　石韦三分（去毛）　厚朴三分　牡丹五分（去心）　瞿麦二分　紫葳⑥三分　半夏一分　人参一分　䗪虫五分（熬）　阿胶三分（炙）　蜂窠四分（炙）　赤硝十二分　蜣螂六分（熬）　桃仁二分

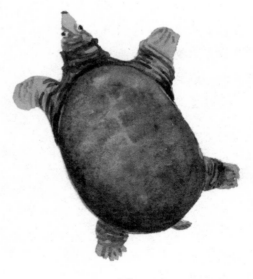

◎鳖

上二十三味，为末，取锻灶下灰⑦一斗，清酒⑧一斛五斗，浸灰，候酒尽一半，着鳖甲于中，煮令泛烂如胶漆⑨，绞取汁，内诸药，煎为丸，如梧子大，空心服七丸，日三服。（《千金方》用鳖甲十二片，又有海藻三分，大戟一分，䗪虫五分，无鼠妇、赤硝二味，以鳖甲煎和诸药为丸。）

【注释】

①十五日愈：农历将一年分为二十四节气，五日为一候，三候为一气，即一个节气。当节气变更时，人身之气也随之变更，天人之气相应，最易驱疟邪外达，故曰十五日愈。②癥瘕：邪入血分，瘀结成形，固定不移者为癥；邪在气分，时隐时现，推之可移者为瘕。此偏指前者，且在一侧或双侧胁下。③疟母：即疟疾经久不愈，疟邪假血依痰，结于胁下形成的症块。④乌扇：又名射干。也有认为指鸢尾的。⑤鼠妇：即地虱（《本草纲目》）。⑥紫葳：即凌霄花（《神农本草经》）。⑦锻灶下灰：锻铁炉灶下之灰。⑧清酒：与浊酒相对，清洁的陈酒，专作祭祀用，后泛指清醇的酒。⑨胶漆：形容药物熬至黏稠状。

【译解】

中医认为，天人相应，自然界每十五天变更一个节气，人身之气亦随之变更，疟疾患者此时最易驱疟邪外达，否则要等到下一个节气变更之日即月底方愈。如果月底亦未愈，则疟邪易假血依痰，痞结于胁下，形成癥瘕即所谓疟母，用鳖甲煎丸破瘀消癥，杀虫止疟。方中鳖甲合锻灶下灰所浸之酒软坚散结；大黄、桃仁、鼠妇、紫葳、赤硝、蜣螂、䗪虫等活血化瘀；葶苈、石韦、瞿麦

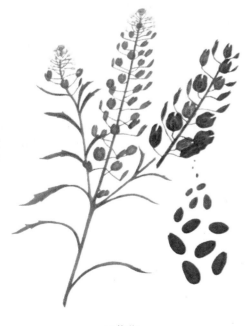

◎葶苈

等宣利水湿；柴胡、黄芩、半夏、干姜等理气机、调寒热；人参、桂枝、芍药、阿胶等调营卫，助正气；全方寒热并用，攻补兼施，行气化瘀，除痰消癥，成为治疗疟母的主方。

【原文】

师曰：阴气孤绝，阳气独发，则热而少气烦冤[1]，手足热而欲呕，名曰瘅疟[2]。若但热不寒者，邪气内藏于心，外舍分肉之间，令人消铄脱肉[3]。（3）

【注释】

①烦冤：心中烦闷不舒，难以言状的样子。②瘅疟：王冰："瘅，热也，极热为之也。"瘅疟是但热不寒的一种疟疾。③消铄脱肉：指阳热之邪灼伤阴液，消损肌肉。

【译解】

《素问·疟论》："其但热不寒者，阴气先绝，阳气独发，则少气烦冤，手足热而欲呕，名曰瘅疟……瘅疟者，肺素有热气盛于身，厥逆上冲，中气实而不外泄，因有所用力，腠理开，风寒舍于皮肤之内、分肉之间而发，发则阳气盛，阳气盛而不衰则病矣。其气不及于阴，故但热而不寒，气内藏于心，而外舍于分肉之间，令人消铄脱肉，故命曰瘅疟。"据《素问》所论，瘅疟是由素体肺热阳盛、感受外邪引起。阳气独盛则但热不寒；热盛伤气，邪扰心神则少气烦冤；手足热提示内外俱热；热盛阴伤消铄脱肉，形体消瘦；热扰胃腑，胃气上逆则欲呕。

【原文】

温疟[1]者，其脉如平[2]，身无寒但热[3]，骨节疼烦，时呕，白虎加桂枝汤主之[4]。

白虎加桂枝汤方

知母六两（20克）　甘草二两（炙）（10克）　石膏一斤（30~60克）　粳米二合（30克）　桂枝（去皮）三两（10克）　上剉，每五钱，水一盏半，

煎至八分，去滓，温服，汗出愈。（4）

【注释】

①温疟：疟疾中因热盛而先热后寒的病理类型。《素问·疟论第三十五》载："岐伯曰：此先伤于风而后伤于寒，故先热而后寒也，亦以时作，名曰温疟。"②其脉如平：谓脉象如一般温疟所见之弦数脉。平，指常规所见之象，非平人正常之脉。③身无寒但热：据《素问·疟论》载温疟并非身无寒但热，而是先热后寒，热多寒少罢了。④白虎加桂枝汤主之：指出温疟的治疗方剂。温疟阳热内盛而兼表寒，故治疗用白虎加桂枝汤。方即白虎汤加桂枝而成，用白虎汤辛寒清热，生津止渴，以清解阳明之里热；桂枝辛温，散寒疏风，导邪外出。临床用本方化裁，治疗急性风湿热、风湿病合并心肌炎、活动性风湿性关节炎、中暑等疾病。

【译解】

疟疾的温疟证，脉搏呈平常的弦数之象，临床见先发热后恶寒，而热多寒少，肢体骨节疼痛，烦扰不宁，时时作呕。治疗用白虎加桂枝汤清热生津，解肌散邪。

【原文】

疟多寒者，名曰牝疟，蜀漆散主之。（5）

蜀漆散方

蜀漆（烧去腥） 云母（烧二日夜） 龙骨等分

上三味，杵为散，未发前以浆水服半钱。温疟加蜀漆半分，临发时服一钱匕。（一方云母作云实）

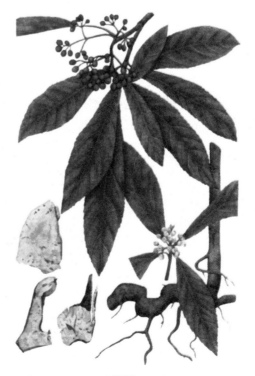

◎蜀漆

【译解】

《辞海》释牝为"鸟兽的雌性"，即阴也。牝疟多由素体阳虚或素有痰饮，阳为饮邪所阻，疟邪乘虚而入，故临床以寒多热少为特征。蜀漆散乃祛痰止疟之剂，方中蜀漆（即常山苗）祛痰截疟为主药，配云母、龙骨以助阳扶正、镇逆安神为佐药，浆水和胃，且助蜀漆祛痰，全方合用，有温散痰饮（涎）、伸展心阳、截疟安神之功。治疟药物疗效与服药时间有关，必须在未发前1~2小时服药，过早过迟，均难获效。故方后日未发前、临发时服。"先其发时，真邪异居，波陇不起，故可治。过时则真邪相合，攻之则反伤真气，故曰失时"（王冰《黄帝内经素问注·刺疟》）。这是治疗疟疾用药必须注意的问题。

【原文】

附《外台秘要》方

牡蛎汤治牡疟

牡蛎四两（熬）　麻黄四两（去节）　甘草二两　蜀漆三两

上四味，以水八升，先煮蜀漆、麻黄，去上沫，得六升，内诸药，煮取二升，温服一升，若吐，则勿更服。

柴胡去半夏加栝蒌汤，治疟疾发渴者，亦治劳疟。

柴胡八两　人参三两　黄芩三两　甘草三两　栝蒌根四两　生姜二两　大枣十二枚

上七味，以水一斗二升，煮取六升，去滓，再煎取三升，温服一升，日二服。

柴胡姜桂汤，治疟寒多，微有热，或但寒不热。（服一剂如神）

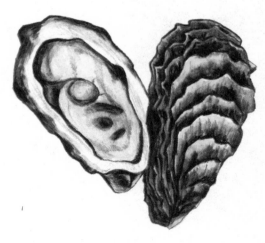

◎牡蛎

柴胡半斤　桂枝三两（去皮）　　干姜二两　黄芩三两　栝蒌根四两　牡蛎三两（熬）　甘草二两（炙）

上七味，以水一斗二升，煮取六升，去滓，再煎取三升，温服一升，日三服。初服微烦，复服汗出便愈。

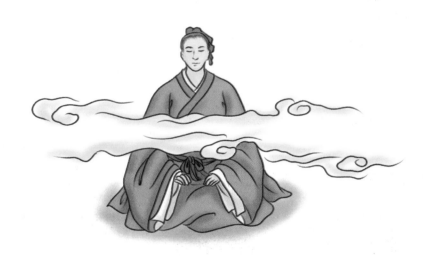

肺痿肺痈咳嗽上气病脉证治第七

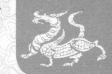

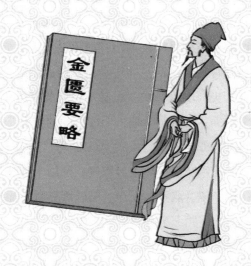

论三首　脉证四条　方十六首

本篇讨论肺痿、肺痈、咳嗽上气三种疾病的病因病机、证候和治疗，故名篇。上述三种疾病在病因病机、证候特点及治疗上虽有不同，但病位均在肺，病理变化上也存在着某些联系，临床还可出现咳嗽等症状，故将其合为一篇论述。

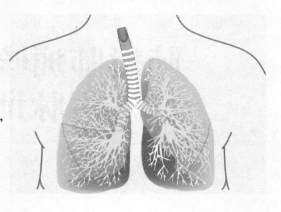

　　肺痿，是以病位和疾病性质特点命名的杂病名称，又作"肺萎"。尤在泾《金匮要略心典》说："痿者，萎也，如草木之萎而不荣。"用草木枯萎不荣形象比喻说明肺痿的病机特点。肺痿，即肺脏痿弱不振的意思。是由于肺脏津气亏虚，失于濡养，以致肺叶枯萎，而萎弱不振的慢性疾患。临床以长期咳吐浊唾涎沫为主症。根据病变性质，分为虚寒、虚热两种证型辨治。肺痿类似于西医学的慢性肺部实质性病变，如慢性支气管炎、支气管扩张、肺不张、肺纤维化、肺硬变、矽肺等。

　　肺痈，即肺脏生疮，形成脓肿的疾患，属内痈之一。《金匮要略》首次将肺痈作为独立的疾病，系统论述了病因、病机、证候及临床分期治疗等。肺痈因感受风热火毒邪气，郁结于肺脏，毒壅血瘀，血败肉腐而成。临床以咳嗽、胸痛、发热、咯吐腥臭脓血浊痰为主要特征。本篇根据病理发展过程，将其分为表证期、酿脓期、溃脓期三个阶段，重点讨论酿脓期和溃脓期的辨证治疗。肺痈类似于西医学多种原因所致的肺组织化脓性病变。如肺脓肿、肺坏疽、化脓性肺炎、支气管扩张感染化脓等疾病。

　　咳嗽，以症状言；上气，即肺气上逆，以病机言。而肺气上逆又当包括喘证和哮喘。由于咳嗽与气喘、哮喘多并见，故仲景以"咳嗽上气"概之。但三者在病因病机、证治预后上都有区别。因此，现代中医内科学已明确地将其分为咳嗽、喘证、哮证论治。本篇之咳嗽上气以咳嗽气喘为主。其病变有虚实之异，虚者多因肺。肾元气亏损、肾不纳气；实者多由饮邪伏肺、邪气外感、内外合邪所致。本篇所论者又以后者为主。临床以咳嗽气喘、痰多胸满、不能平卧，或喉中痰鸣有声为主症。一般根据偏表偏里、寒热性质而辨治。仲景还提到"肺胀"的概念，也是从邪实气闭、肺气胀满的病机立论。咳嗽上气，多见于慢性支气管炎、支气管哮喘、肺气肿、慢性肺源性心脏病等肺系疾患。

全篇共 15 条原文。

【原文】

问曰：热在上焦者，因咳为肺痿①。肺痿之病何从得之？

师曰：或从汗出，或从呕吐，或从消渴②，小便利数，或从便难，又被快药下利③，重亡津液④，故得之。

曰：寸口脉数，其人咳，目中反有浊唾涎沫⑤者何？

师曰：为肺痿之病。若口中辟辟燥⑥，咳即胸中隐隐痛，脉反滑数，此为肺痈，咳唾脓血。脉数虚者为肺痿，数实者为肺痈。（1）

【注释】

①热在上焦者，因咳为肺痿：谓多种原因伤耗阴液，阴虚致生内热，虚热熏灼于肺，而肺热气燥长期咳嗽，以致肺叶枯萎而发展成肺痿病。本条指出虚热肺痿的成因病机及脉证。肺为娇脏，位居上焦，主宣发肃降，喜濡润而恶燥热。"热在上焦者，因咳为肺痿"，概括了虚热肺痿的病机和形成过程。火性炎上，上焦有热，肺受熏灼，其主气及宣降失常，肺气上逆则咳嗽；久咳不已，肺脏因而痿弱不振，日渐枯萎，形成肺痿。②消渴：指消渴病。以烦渴多饮，口干舌燥，尿频量多为主症。详见本书第十三篇。③快药下利：谓误施作用峻烈的泻下药，使大便溏泄，泻痢太过而伤阴。快药，指作用峻

烈的泻下剂。④重亡津液：即严重地损伤了阴津。亡，作损伤解。⑤浊唾涎沫：浊唾指稠痰，涎沫指稀涎。⑥口中辟辟燥：形容患者口中干燥较甚。魏念庭《金匮要略方论本义》句读为"口中辟辟燥咳"，谓患者口中燥咳，辟辟有声。

【译解】

学生问道：上焦有热时，因为长期咳嗽而发展成为肺痿病。肺痿这种病是怎么发生的呢？

老师回答说：有的是因为发汗过多，有的是因为呕吐频繁，有的是由于患消渴病而小便频数无度，有的是由于津亏大便干秘，又误施峻烈的攻下剂等，以致严重地损伤了阴津；阴虚生内热，虚热熏灼于上焦，肺热枯萎，于是发展成为肺痿。

又问：寸口脉象见数，病人应干咳无痰，却见口中反而咳出稠痰和稀涎，这是什么病？

老师回答说：这就是虚热肺痿。如果口中干燥较甚，咳嗽时伴有胸中隐隐作痛，脉象反呈滑数有力者，那就是肺痈病，其咳嗽唾痰时应当有脓血。总之，寸口脉数而虚者是肺痿病，寸口脉数而实者是肺痈病。

【原文】

问曰：病咳逆，脉之①，何以知此为肺痈？当有脓血，吐之则死，其脉②何类？

师曰：寸口脉微而数，微则为风，数则为热；微则汗出，数则恶寒。风中于卫，呼气不入；热过③于营，吸而不出。风伤皮毛，热伤血脉，风舍④于肺，其人则咳，口干喘满，咽燥不渴，时唾浊沫，时时振寒⑤。热之所过，血为之凝滞，蓄结痈脓，吐如米粥。始萌可救，脓成则死。（2）

【注释】

①脉之：脉在此作动词，即诊脉。②其脉：脉在此包括脉证，此句意为肺痈病人的脉证。③过：作"至"字解，到达的意思。④舍：作"留"字解，这里指停留的意思。⑤振寒：即寒战，自觉寒冷而身体震颤。

【译解】

咳嗽的病人，如果出现咳吐脓血，为肺痈的特征，是诊断肺痈的重要依据，而肺痈到了咳吐脓血的阶段，病情已经较重。原文介绍了如何根据病人的脉象和临床表现判断肺痈的病因病机及演变过程。

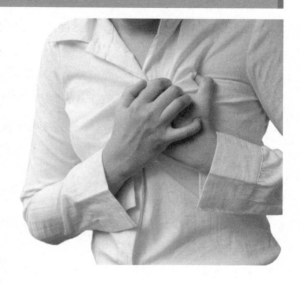

"脉微而数，微则为风，数则为热"是借脉象指出肺痈的病因为正气不足，外感风热病邪。根据仲景所论，肺痈的病理演变大致分为三个阶段。初期即表证期，风热伤于肺卫，故见发热、恶寒、汗出、脉浮数等，风中于卫，病邪尚易祛除，故云"呼气不入"。及至邪热由卫入营，由皮毛内迫于肺，因病位已深，正气不易驱邪外出，故云"风舍于肺""吸而不出"。"风伤皮毛，热伤血脉"揭示肺痈感受风热病邪，邪气易由卫累及营血、伤肺，与一般外感风热表证邪气只犯肌表卫分不同。"风舍于肺"为肺痈中期即酿脓期，邪热壅遏肺气，故见咳而喘满，多唾稠浊痰液；热壅血瘀，津不上承，故口干咽燥；病非气分热盛津伤，加之热蒸营阴，故不渴；肺痈见振寒为邪热入里，正气与之相争，不得发越所致，然营中有热，其脉必数，并见发热。"热之所过，血为之凝滞，蓄结痈脓"是对肺痈热壅血瘀，血败肉腐，酿成痈脓的病机概括，说明形成肺痈的因素尚有瘀血，而瘀血的形成是由于"热之所过"。"吐如米粥"已属肺痈后期即溃脓期，因血肉腐败，痈成脓溃，故咳唾如米粥样的腥臭脓血痰，此时邪热未去，肺气不利，仍可见喘满、胸痛、口干咽燥、振寒脉数等。

"始萌可救，脓成则死"，是对肺痈的预后判断。因肺痈初起，邪盛正未虚，治疗易获效，故曰始萌可救；肺痈脓成说明病情进展加重，但临床所见并非皆预后不良，故脓成则死不可拘泥，主要强调肺痈应早期治疗。

【原文】

上气①，面浮肿，肩息②，其脉浮大，不治。又加利，尤甚。（3）

【注释】

①上气：气逆不降之意。肺气上逆不降，可表现为咳嗽、喘证和哮证，本条是指喘证。②肩息：谓气逆喘促，而抬肩呼吸，是呼吸极度困难的表现。又称"抬肩"或"息摇肩"。

【译解】

患者气逆而喘促，张口抬肩，呼吸极度困难，面目水肿，脉象浮大无根。这是肺肾衰竭、元气将脱的危象，预后不良。如果此时再伴见腹泻下利，则提示脾阳败绝，液从下竭。脾肾两衰，先后天俱败，预后更加凶险。

【原文】

上气，喘而躁者，属肺胀①，欲作风水②，发汗则愈。（4）

【注释】

①肺胀：指咳嗽上气病中内外合邪致邪实气闭、肺气胀满的一种病症。②风水：病名，详见水气病篇。

【译解】

肺胀多由外邪束表，饮邪内停，肺气郁闭失于宣降所致，故症见气喘烦躁。肺气壅闭，不能通调水道，致水溢肌表，可转为风水。治以宣肺发汗，通调水道，其病可愈。

【原文】

肺痿吐涎沫而不咳者，其人不渴，必遗尿①，小便数，所以然者，以上虚②不能制下故也。此为肺中冷，必眩，多涎唾，甘草干姜汤以温之。若服

汤已^③渴者，属消渴。（5）

　　甘草干姜汤方

　　甘草四两（炙）　干姜二两（炮）

　　上㕮咀，以水三升，煮取一升五合，去滓，分温再服。

【注释】

①遗尿：一般指睡眠时小便自遗，这里应包括小便失禁。②虚：指肺虚。
③已：指完毕。

【译解】

　　本条所论肺痿以"肺中冷""上虚不能制下"为病机，证属虚寒。肺主气，通调水道，为水之上源，肺中虚寒，阳气不能温化、布散、固摄水液，故见多涎唾，小便频数、失禁或遗尿。阴主静，故不似虚热肺痿以虚火灼肺气逆而咳为主症之一。不渴亦是虚寒肺痿的特点之一，辨证时具有鉴别意义。肺气虚冷，清阳不升，故见眩晕。治用甘草干姜汤温肺散寒，恢复阳气。方中炙甘草甘温补益肺脾之气，炮干姜偏温中上二焦之阳，二药合用温补肺脾阳气，促使津液布散恢复正常。

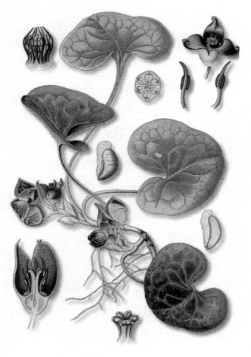

◎细辛

【原文】

　　咳而上气，喉中水鸡声^①，射干麻黄汤主之^②。（6）

　　射干麻黄汤方

　　射干十三枚（一云三两）（10克）　麻黄四两（12克）　生姜四两（12克）　细辛三两（6克）紫

菀三两（10克） 款冬花三两（10克） 五味子半升（12克） 大枣七枚（5枚） 半夏大者八枚（洗）（一法半升）（10克）

上九味，以水一斗二升，先煮麻黄两沸，去上沫，内诸药，煮取三升，分温三服。

【注释】

①咳而上气，喉中水鸡声：形容患者咳嗽气逆而喘，喉中哮鸣声连续不绝，好像青蛙的叫声。水鸡，即田鸡、青蛙。此即是哮喘。哮喘是一种发作性的以痰鸣气喘为主要特征的肺系疾患。发作时喉中哮鸣有声。呼吸气促困难，甚则喘息不得平卧，伴见胸闷、咳嗽、咯痰等。多为宿痰留饮内伏，偶感外邪而诱发，故发作时往往表现为表里同病。由于外邪引动伏饮，发作期一般表现为痰饮实证；但若反复发作，耗气伤阴，肺、脾、肾俱损，则表现为虚实夹杂。②射干麻黄汤主之：指出寒饮郁肺哮喘的治疗方剂。射干麻黄汤方用射干、麻黄宣肺降气平喘，消痰化饮利咽；生姜、细辛辛温，散寒化饮，兼协麻黄疏表散风寒；半夏、紫菀、款冬花化痰降逆，止咳平喘；

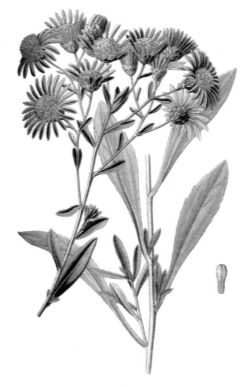

◎紫菀

五味子收敛肺气，止咳平喘；大枣安中顾正。诸药合用，具有温肺散寒，化饮降逆，止咳平喘之效。射干麻黄汤是治疗寒性哮喘证的常用有效方剂，对于缓解哮喘发作症状具有较好效果。表寒重者，加桂枝；喘咳不能平卧者，加葶苈子；兼食滞者，加莱菔子、焦三仙。

【译解】

病人咳嗽气逆而喘促，喉中哮鸣声连续不断，就好像青蛙的叫声，用射干麻黄汤主治。

【原文】

咳逆上气，时时吐浊[①]，但坐，不得眠[②]，皂荚丸主之[③]。（7）

皂荚丸方

皂荚八两（刮去皮，用酥炙[④]）（100克）

上一味，末之，蜜丸梧子大，以枣膏和汤服三丸，日三夜一服[⑤]。

【注释】

①时时吐浊：谓病人不断地咳嗽咯吐黏稠浊痰。浊，指黏稠浊痰。②但坐，不得眠：谓患者只能取坐位或半卧位，不能平卧睡眠。坐，指体位坐位；不得眠，有两意：一指不能平卧，二指不能睡眠。③皂荚丸主之：指出痰浊壅肺咳喘的治疗方剂。皂荚，即皂角，辛咸滑利，宣壅导滞，利窍涤痰；以其药力峻猛，且有小毒，故用酥炙蜜丸，枣膏调服，以缓和其峻烈及毒性，并顾护脾胃，使涤除痰浊而无伤正之弊。皂荚丸宣壅涤痰作用确切，临床除用于痰浊壅肺的喘证、咳嗽、哮喘外，尚用于中风口噤、喉痹、肺痈等病症。现代临床用本方治疗慢性支气管炎、支气管哮喘、肺气肿、肺心病、胃癌等疾病，辨证属痰浊壅盛者。④酥炙：指皂荚的炮制方法，谓将酥油涂于皂荚上，置火上烤炙。酥，酥油。⑤以枣膏和汤服三丸，日三夜一服：谓取大枣熬膏，用开水调化，送服三粒皂荚丸，白天服三次，夜晚服一次。盖皂荚丸宣壅涤痰，药力峻猛，应以痰浊壅盛，形气俱实者为宜。且须注意剂量和服法。若气虚体弱者，则不宜轻试。

【译解】

病人咳嗽，气逆而喘促，不停地咳唾黏稠痰涎，由于呼吸困难，整天只能端坐而不能平卧睡眠。这是肺中痰浊寒盛所致，用皂荚丸宣壅导滞，利窍涤痰治疗。

【原文】

咳而脉浮者，厚朴麻黄汤主之。（8）

厚朴麻黄汤方

厚朴五两　麻黄四两　石膏如鸡子大　杏仁半升　半夏半升　干姜二
两　细辛二两　小麦一升　五味子半升

上九味，以水一斗二升，先煮小麦熟，去滓，内诸药，煮取三升，温服
一升，日三服。

【译解】

本条叙述简略，以"脉浮"概
括了其病机为病偏于表，邪偏于上。
从所用厚朴麻黄汤作用分析，属于
寒饮挟热，上迫于肺的咳嗽上气病，
主症为咳嗽喘逆、胸满、烦躁等，
《千金方》卷十八中"咳而大逆上
气，胸满，喉中不利，如水鸡声，
其脉浮者，厚朴麻黄汤方"的论述，
可补本条之未备。

厚朴麻黄汤以厚朴泄满下气为
主药，辅以麻黄、杏仁宣肺降逆，
又佐以细辛、干姜、半夏温化寒饮，
石膏清解郁热，更有五味子酸敛肺
气，以防麻黄、细辛、干姜过于耗
散肺气，小麦养正安中护胃，共同

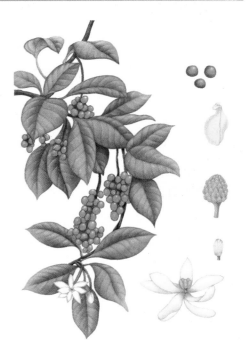

◎五味子

顾护正气。合而用之，具有降逆化饮、宣肺平喘、兼清郁热之功，使上逆之
势平，寒饮得化，肺气宣降复常，则咳逆上气自愈。

【原文】

脉沉者，泽漆汤主之。（9）

泽漆汤方

半夏半升　紫参五两（一作紫菀）　泽漆三斤（以东流水五斗，煮取一斗五升）　生姜五两　白前五两　甘草　黄芩　人参　桂枝各三两

上九味，㕮咀，内泽漆汁中，煮取五升，温服五合，至夜尽。

【译解】

脉沉主病在里，亦主水气内停。以方测证，本证当属水饮内盛、壅遏肺气的咳嗽上气病，并具有邪实兼正虚、水饮夹郁热的特点，临床除见咳喘外，可有《脉经》所言胸胁痛，还可见水肿、小便不利等表现。治用泽漆汤逐水通阳、止咳平喘。方中泽漆消痰逐水，紫参利大小便，桂枝通阳化气，生姜、半夏、白前等化饮降气，还有人参、甘草益气扶正，黄芩清热。用能荡涤邪秽的东流水先煎泽漆，意在取其气味浓厚，从而令诸药直达病所，以奏消痰行水之功；该方服法使药力持续，并防止水饮复聚。

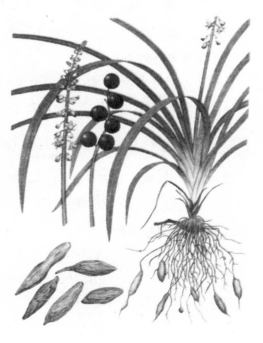

【原文】

火逆上气[①]，咽喉不利，止逆下气者，麦门冬汤主之。（10）

麦门冬汤方

麦门冬七升　半夏一升　人参三两　甘草二两　粳米三合　大枣十二枚

上六味，以水一斗二升，煮

◎麦门冬

取六升，温服一升，日三夜一服。

【注释】

①火逆上气：气逆上冲较甚之意。

【译解】

咽喉为肺胃之门户，肺胃阴伤，虚火内生上逆，熏灼于肺，肺失清肃，气逆于上，可见咽喉不利、干燥不适，或痰黏不爽，或时痒不舒，或如有物梗，或见咳喘等症状。虚火上炎，肺胃气逆，治欲下气止逆，必养肺胃之阴。麦门冬汤重用麦门冬为主药，滋养肺胃之阴，使阴复而火降；辅以人参、甘草、粳米、大枣养胃益气生津，助麦门冬生阴；少量半夏降逆下气，化痰开结；方中大量麦门冬配半夏，则无滋腻碍胃、生痰之弊；少量半夏得麦门冬，则无温燥伤阴、助火之嫌，可谓相得益彰。

【原文】

肺痈，喘不得卧①，葶苈大枣泻肺汤主之②。（11）

葶苈大枣泻肺汤方

葶苈（熬令黄色③，捣丸如弹子大④）（10克） 大枣十二枚（10枚）

上先以水三升，煮枣取二升，去枣，内葶苈，煮取一升，顿服⑤。

【注释】

①喘不得卧：指肺痈患者，胸部胀满，喘促气急而不能平卧，是毒热痰浊壅肺、肺实气闭所致，多见于肺痈酿脓期。②葶苈大枣泻肺汤主之：指出肺痈毒热痰浊壅肺酿脓期的治疗方剂。葶苈大枣泻肺汤方仅两味药，葶苈子辛苦大寒，泻肺逐实，开宣肺气，降气平喘；又恐其力峻伤正，故佐以大枣之甘平，养胃安中，顾护正气，可收泻肺逐实而不伤正气之功。本方为泻实开肺之峻剂，适用于肺痈酿脓期毒热痰浊壅肺特甚，肺气郁闭而形气俱实者。具体使用时，可配伍清热解毒、化痰通瘀消痈之品，如苇茎、薏苡仁、冬瓜仁、桃仁、鱼腥草、金银花、瓜蒌实、桑白皮等。现代临床用本方加味，治疗肺脓肿、渗

出性胸膜炎、肺炎、肺气肿、肺心病、流行性出血热合并急性肺水肿、心包炎、心包积液、风湿性心脏病所致充血性心力衰竭、慢性肾功能不全尿毒症等疾病。③熬令黄色：谓将葶苈子炒黄。熬，《说文》谓："干煎也"；《广雅·释诂》："熬，乃以火干物之谓也。"《扬子方言》："熬，火干也。凡以火干五谷之类，自山而东，齐楚以往谓之熬。"熬，即今之"炒""焙"。仲景方中"熬"字皆属此义。④捣丸如弹子大：谓将葶苈子捣碎，做成弹子大的药丸。⑤顿服：将所煎得的药液一次快速服完。

【译解】

患肺痈病，胸部胀满，喘促气急不能平卧者，用葶苈大枣泻肺汤主治。

【原文】

咳而胸满，振寒脉数，咽干不渴，时出浊唾腥臭①，久久吐脓如米粥者，为肺痈，桔梗汤主之。（12）

桔梗汤方　亦治血痹。

桔梗一两　甘草二两

上二味，以水三升，煮取一升，分温再服，则吐脓血也。

【注释】

①浊唾腥臭：吐出脓痰，气味腥臭。

【译解】

热邪壅肺，肺失肃降，故咳而胸满；热壅于里，正邪相争，卫气不能发越而见振寒脉数；热在营故咽干不渴；热壅血瘀，肺叶腐败成脓而溃，可见咯出气味腥臭、形如米粥样的脓痰；"久久"一是说明

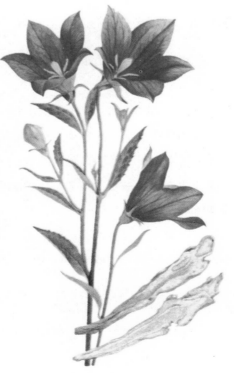

◎桔梗

肺痈至脓成而溃需要一定时间，二则提示病久正气多伤。治疗用桔梗汤排脓解毒。方中桔梗开提肺气，以祛痰排脓；生甘草清热解毒，并有益气扶正、止咳平喘之功，合而用之，具有排脓解毒消痈的作用；甘草用量倍于桔梗，体现本方去邪而不伤正的特点，适用于肺痈脓溃后，正气已虚之证。方后注云"分温再服，则吐脓血也"，是指服本方后，由于其宣肺排脓的作用，可见脓血咯出，为有效之征。

【原文】

咳而上气，此为肺胀，其人喘，目如脱状①，脉浮大者，越婢加半夏汤主之。（13）

越婢加半夏汤方

麻黄六两　石膏半斤　生姜三两　大枣十五枚　甘草二两　半夏半升

上六味，以水六升，先煮麻黄，去上沫，内诸药，煮取三升，分温三服。

【注释】

①目如脱状：形容眼睛胀突，犹如突出之状。

【译解】

本条所述咳嗽气喘较重，尤以喘证突出，并见目如脱状，脉来浮大有力，条文称为肺胀，肺胀多为素有伏饮，复加外感，内外合邪致肺气郁闭胀满。从所用方药作用分析，本条所论肺胀病机为饮热迫肺，气逆不降，治用越婢加半夏汤宣肺泄热，降气平喘。本方重用麻黄与石膏，而且石膏之量多于麻黄，清热宣肺平喘力强，半夏、生姜化饮降逆，甘草、大枣安中调和诸药，使热清饮化，肺气宣降复常，诸证自解。

【原文】

肺胀，咳而上气，烦躁而喘，脉浮者，心下有水，小青龙加石膏汤主之。（14）

小青龙加石膏汤方（《千金》证治同，外更加胁下痛引缺盆）

麻黄　芍药　桂枝　细辛　甘草　干姜各三两　五味子　半夏各半升　石膏二两

上九味，以水一斗，先煮麻黄，去上沫，内诸药，煮取三升。强人服一升，羸者减之，日三服，小儿服四合。

【译解】

"心下有水"即内有停饮，"脉浮"提示外有表邪，结合所用方药，说明本条所论肺胀病机为外寒内饮壅遏于肺，肺气胀满而见咳喘，邪郁化热则见烦躁，治用小青龙加石膏汤散寒解表，温化水饮，兼清郁热。

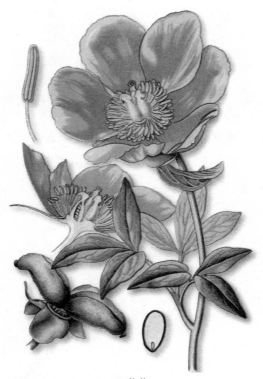

◎芍药

方中麻黄、桂枝、细辛相配，辛温散寒解表，其中麻黄并能宣畅肺气，桂枝还可温阳化饮，细辛与干姜、半夏为伍，温肺化饮降逆；石膏清泄郁热；佐以五味子收敛肺气，以防耗散肺气、燥伤营阴之弊；芍药和其营阴；甘草和调诸药。本方属祛邪之剂，又多辛散温燥之药，其服药剂量宜因体质强弱及年龄大小而异，所以方后注云："强人服一升，羸者减之……小儿服四合。"

【原文】

肺痈胸满胀，一身面目浮肿，鼻塞清涕出，不闻香臭酸辛，咳逆上气，喘鸣迫塞①，葶苈大枣泻肺汤主之②。（方见上，三日一剂，可至三四剂，此先服小青龙汤一剂，乃进。小青龙汤方见咳嗽门中）（15）

【注释】

①喘鸣迫塞：即喉中痰涎壅盛而发生喘鸣之音，是肺痈实邪壅肺主症之一。

由于毒热实邪壅肺，肺气郁闭，窒塞气道所致。喘鸣，呼吸喘急，喉间痰鸣有声。迫，引申为急、急迫。塞，引申为填塞、充满。②葶苈大枣泻肺汤主之：指出肺痈毒热实邪壅肺酿脓期的治疗方剂。方义见本篇第 11 条。

【译解】

患肺痈病，胸中胀满，全身及面目浮肿，鼻窍不通而流清涕，闻辨不出香臭酸辛气味，咳嗽气逆，喘促痰鸣，喉中迫促不利者，用葶苈大枣泻肺汤主治。

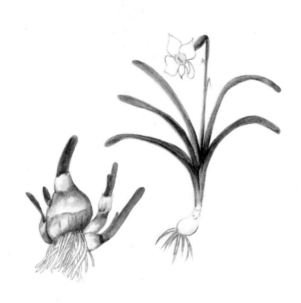

腹满寒疝宿食病脉证治第十

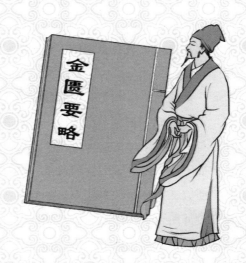

论一首　脉证十六条　方十四首

【题解】

本篇讨论腹满、寒疝、宿食三病的病因病机、证候及治疗，故篇名为"腹满寒疝宿食病脉证治"。由于三病的病位皆在腹部，涉及胃肠，临床均有腹部胀满或疼痛的症状，所出某些方治可以互用，为便于比较异同，鉴别疑似，所以将其合为一篇论述。

腹满，即腹部胀满，以症状命名。腹满仅是一个症状，可出现于多种疾病的病变过程中，病机也十分复杂，难以一概而论，故现今已不将其作为疾病名。在本篇中，仲景把腹满作为一种独立的病来对待，从病因病机、证治诸方面进行系统的阐发。根据性质，将腹满区分为实热、虚寒两大类。实热证者多为阳明胃肠实热，腑气壅滞为主，或涉及少阳；临床以腹满持续不减，硬痛拒按，不大便，舌红苔黄，脉实有力为特征。虚寒证者多为脾阳虚弱，失于温运，阴寒内盛为主，或涉及肝肾；临床以腹满时轻时重，喜温喜按，大便溏泄，舌淡苔白，脉虚为特征。此即所谓"阳道实，阴道虚""实则阳明，虚则太阴"的病理规律。腹满涉及西医学消化系统及腹腔脏器的多种疾病。如急慢性胃炎、胃下垂、胃十二指肠溃疡，慢性肠炎、慢性肝炎、肠梗阻、胰腺炎、肠麻痹等。

寒疝，杂病名，以病性和症状特点命名。《说文解字》说："疝，腹痛也。"《素问·长刺节论》说："病在少腹，腹痛不得大小便，病名曰疝，得之寒。"《诸病源候论》说："疝者痛也，此由阴气积于内，寒气结搏而不散，脏腑虚弱，风冷邪气相击，则腹痛里急，故云寒疝腹痛也。"所以，寒疝是一种阴寒性的腹中疼痛证。本病多因阳虚阴寒内盛、寒气攻冲所致；临床以发作性的肚脐周围剧痛、按其腹部高凸不平、汗出肢冷、脉沉弦紧为典型表现；当辨其偏实偏虚而用温散法治疗。寒疝类似于现代医学之肠痉挛、肠梗阻等疾病。

宿食，杂病名。即伤食、食积，或称食滞、停食。以病因命名。多因暴饮暴食，损伤脾胃，失于运化，使食物经宿不消而停积于胃肠所致。此即本书第一篇"榖饪之邪，从口入者，宿食也。"临床以胃脘痞满、纳呆恶食、嗳气酸腐、恶心呕吐、腹胀腹痛、大便闭结或泄泻等为主症。根据病位病机及病势，张仲景出涌吐、攻下两法施治。

宿食本身既是病理产物，又是致病因素，因其停留部位及病机不同，可导致胃脘痛、腹痛、呕吐、泄泻、便秘等不同病症。所以后世中医学已不将"宿食"作为独立的病名，而将其作为多种病症的一个证治类型；且在治法上补出"消食法"，皆是对本节内容的发展。宿食病，涉及现代医学胃肠消化系统多种疾病。如消化不良、急性胃肠炎、胃扩张、肠梗阻等。

本篇共 26 条原文。

【原文】

趺阳脉①微弦，法当腹满，不满者必便难，两胠②疼痛，此虚寒从下上也，以温药服之。（1）

【注释】

①趺阳脉：在足背上 5 寸，骨间动脉处，即足阳明胃经冲阳穴。②胠：指胸胁两旁当臂之处。

【译解】

本条是针对虚寒性腹满而设，脉、因、证、治具备，对虚寒性腹满做了全面论述。"趺阳脉微弦"是全文的总帽，通过脉象，概括虚寒性腹满、胠疼、便难的病因病机。趺阳脉，主中焦，以候脾胃。"微"主中阳不足；弦脉属肝，主寒主痛。脾胃阳虚，肝木乘之，脾土壅滞可发生腹满；浊因寒凝，下闭谷道则大

◎冲阳穴

便难；土壅木郁，厥阴寒气上逆则两胠疼痛。虚寒之气由下而上，由腹及胠，故条文曰："此虚寒从下上也。"病情属虚寒，故均当温药治疗。

【原文】

病者腹满，按之不痛为虚，痛者为实，可下之。舌黄未下者，下之黄自去。（2）

【译解】

条文中是通过问诊、望诊、切诊结合的方法，来区别虚寒、实热两类不同性质的腹满。一般来说，腹满之属于实证者，多由宿食停滞胃脘或燥屎积结肠中引起，故表现腹满不减，按之疼痛加重；而腹满属于虚寒者，多由脾胃阳虚、中阳不运引起，故表现腹满时轻时重，按之不痛。实证腹满除上述症状外，舌苔多黄厚而燥，若未经攻下者，可用苦寒攻下之法治疗。

【原文】

腹满时减，复如故，此为寒，当与温药。（3）

【译解】

本条应与前条互相对照理解，文中腹满属脾胃虚寒，中阳不运者，即《素问·异法方宜论》云："脏寒生满病。"故其治法"当与温药"治疗。

【原文】

病者痿黄①，躁而不渴②，胸中寒实③而利不止者，死④。（4）

【注释】

①痿黄：谓颜面肌肤色黄而晦暗，枯萎无光泽。痿，同"萎"。②躁而不渴：患者虽躁扰不宁而口不渴，是阴盛阳微致残阳欲散所致，属危候。亦有人认为"躁"是"燥"字之误。③胸中寒实：谓寒实邪气结于腹中、胸中，《脉经》作"胃中"，宜从。④利不止者，死：谓久痛泄利不止者，主脾肾两败，

预后不良。

【译解】

病人肌肤萎黄不泽，躁扰不宁而口不渴，寒实邪气壅结于腹中，又泄泻不止。这是寒结阳衰之危证，预后不良。

【原文】

寸口脉弦①者，即胁下拘急而痛②，其人啬啬恶寒③也。（5）

【注释】

①寸口脉弦：寸口脉主表，弦为肝脉主里、主寒主痛。寸口脉弦则揭示本证表里皆寒的痛机。②胁下拘急而痛：肝寒在里，乘侮脾土，必见腹满；肝经寒气上逆，则两胁拘急疼痛，此即第1条"两肤疼痛"。③啬啬恶寒：形容患者因恶寒怕冷而畏缩不前的状态，这是表寒之征。啬（音色），小气、吝啬。

【译解】

病人寸口脉见弦象，就会出现胁下拘急而疼痛、恶寒怕冷的症状。

【原文】

夫中寒家喜欠①，其人清涕出，发热色和者②，善嚏。（6）

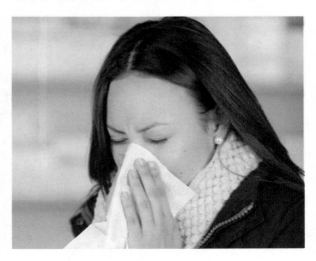

【注释】

①中寒家喜欠：中寒家，谓中焦阳气素虚有寒之人易于呵欠。欠，即呵欠、欠伸、呼欠，自觉困乏而伸腰呼气。《素问·宣明

五气》篇说："肾为欠"；《灵枢·九针论》说："肾主欠"。本文又提出"中寒家喜欠"，是对《内经》理论的补充。②发热色和者：病人虽发热但面部色泽正常。外邪初犯肌表，邪正相搏不甚，面色尚未改变。

【译解】

平素中焦阳虚有寒的人，就爱打哈欠。如果患者鼻流清涕，发热，面部色泽正常，就爱打喷嚏，这是阳虚里寒较轻、寒邪犯表所致。

【原文】

中寒①，其人下利，以里虚也，欲嚏不能②，此人肚中寒③。（一云痛）。（7）

【注释】

①中寒：谓感受寒邪，中，作"感受"解。②欲嚏不能：谓患者想打喷嚏又打不出来。这是阳虚里寒较重，正气无力抗邪所致。③肚中寒：言本证的病机。其人素体阳虚里寒，又感寒邪直中于里所致。临床可见腹中寒冷或兼疼痛。肚中，指腹中。

【译解】

感受寒邪后，病人出现大便溏稀的泄泻，这是由于素体脾虚里寒所致；想打喷嚏又打不出，这是阳虚里寒较重。寒邪直中于里所致。

【原文】

夫瘦人绕脐痛，必有风冷，谷气不行①，而反下之，其气必冲，不冲者，心下则痞也。（8）

【注释】

①谷气不行：即大便不通。

【译解】

瘦人有偏阴虚者或偏气血俱虚者，这里指气血俱虚、正气虚弱之人，如果发生绕脐疼痛，多见于风寒之邪直中于里，寒凝气滞而致；又因阳气虚弱，浊因寒凝，可出现大便难，这种腹痛与大便难，必当治以温运之法，即第1条所谓：以温药服之。如果将绕脐痛，大便不通误认为《伤寒论·阳明》篇所说的"病人不大便五六日，绕脐痛，烦躁，发作有时者，此有燥屎"的阳明腑实证，用苦寒攻下之药，必致阳虚更甚，阴寒更盛。由于患者体质虚弱程度不同，因此就会出现不同的两种转归：其气上冲者，说明正气较强，犹能抗拒药力，不至成为坏病，若正气较弱者无此反应能力，邪气势必陷于心下，而"心下痞"。

【原文】

病腹满，发热十日，脉浮而数，饮食如故，厚朴七物汤主之。（9）

厚朴七物汤方

厚朴半斤　甘草三两　大黄三两　大枣十枚　枳实五枚　桂枝二两　生姜五两

上七味，以水一斗，煮取四升，温服八合，日三服。呕者加半夏五合，下利去大黄，寒多者加生姜至半斤。

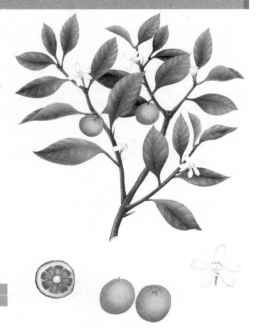

◎枳实

【译解】

"病腹满，发热十日"是倒装句，实际先有发热，而后出现腹满，结合脉象浮而数，说明此属表邪未解、邪气入里化热的证候。"饮食如故"表示病变重点在肠，尚能饮食。即病始于外感风寒，延久或失治而渐次化热，邪热入里，化燥成实，形成太阳表证未解又见阳明里实之证，属表里同病，且里证重于表证，所以治当表里双解，方用厚朴七物汤。方中桂枝、甘草、生姜、大枣解未尽之表邪；大黄、枳实、厚朴泄实去满。

【原文】

腹中寒气，雷鸣切痛①，胸胁逆满，呕吐，附子粳米汤主之。（10）

附子粳米汤方

附子一枚（炮）　半夏半升　甘草一两　大枣十枚　粳米半升

上五味，以水八升，煮米熟，汤成，去滓，温服一升，日三服。

【注释】

①雷鸣切痛：形容肠鸣重，如同雷鸣；腹痛剧，如刀切之状。

【译解】

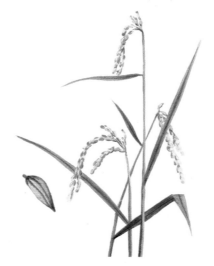

◎稻米

本证病变部位在于腹中，由于中土阳虚，水湿不化，寒湿之邪下趋肠中则雷鸣切痛，如《灵枢·五邪》篇曰："邪在脾胃……阳气不足，阴气有余……则寒中肠鸣、腹痛。"寒湿之邪上逆，则胸胁逆满呕吐；此外尚兼畏寒怕冷、手足不温、舌淡等症。治以附子粳米汤温阳散寒，降逆止呕。方中附子温阳散寒；半夏燥湿降逆止呕；粳米、大枣、甘草益脾和胃。

【原文】

痛而闭①者，厚朴三物汤主之。（11）

厚朴三物汤方

厚朴八两　大黄四两　枳实五枚

上三味，以水一斗二升，先煮二味，取五升，内大黄，煮取三升，温服一升。以利为度。

【注释】

①闭：大便闭结不通。

【译解】

"痛而闭"，即所谓腹部胀满疼痛，而则兼大便不通。"闭"字既是病机，又是症状。本条叙症较简，但从厚朴三物汤测知，此属于实热内积，气滞不行，且气滞重于积滞者。方中厚朴行气泄满；大黄、枳实去积通便，故适用于内实气滞之证。

【原文】

按之心下满痛者，此为实也①。当下之，宜大柴胡汤②。（12）

大柴胡汤方

柴胡半斤（15~24克）　大黄二两（10克）　黄芩三两（12克）　芍药三两（12克）　半夏半升（洗）（12~15克）　枳实四枚（炙）（10克）　大枣十二枚（4枚）　生姜五两（15克）

上八味，以水一斗二升，煮取六升，去滓再煎，温服一升，日三服。

【注释】

①按之心下满痛者，此为实也：即用手触按病人心下胃脘及两胁部，感到胀满而疼痛拒按，此为少阳兼阳明里实证。是由于实邪内阻胃肠兼少阳气机郁结所致。原文叙证简略，应结合《伤寒论》相关内容来理解。多伴见往来寒热或潮热、胸胁苦满、心烦喜呕等症。②当下之，宜大柴胡汤：指出阳明热实兼少阳腹满痛的治法方剂。大柴胡汤方用柴胡、黄芩和解少阳，半夏、生姜和胃降逆；大黄、枳实内泄热结；芍药敛阴和营，缓急止痛；大枣安中顾脾。诸药相配，具有和解少阳，内泄热结之效。临床将本方用于胁痛、胃脘痛、腹痛、黄疸、热证、下利、呕吐、眩晕、狂证、淋证等病，证属少阳兼阳明腑实者。若大便硬结较重，加芒硝；胁痛甚者，加郁金、青皮；黄疸湿

热者，加茵陈、栀子、黄柏等；结石者，加金钱草、鸡内金、海金砂。

【译解】

　　用手按压患者胃脘及两胁部，胀满而疼痛拒按者，这是阳明热实兼少阳证。治当通腑泻实，和解少阳，宜用大柴胡汤。

【原文】

　　腹满不减，减不足言①，当须下之，宜大承气汤②。（13）

　　大承气汤方

　　大黄四两（酒洗）（12~15克）　厚朴半斤（去皮，炙）（20~30克）　枳实五枚（炙）（10~15克）　芒硝三合（15克）

　　上四味，以水一斗，先煮二物，取五升，去滓，内大黄，煮取二升，内芒硝，更上火微一二沸，分温再服，得下，余勿服③。

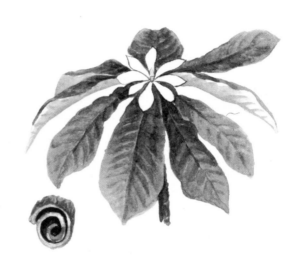

◎厚朴

【注释】

①腹满不减，减不足言：谓病人腹部胀满，呈持续性毫无缓解之意。不足言，微不足道。此为实证腹满的特点之一，由实邪内结气机壅滞所致；有形之实邪不除，故腹满无减轻之时。与本篇第3条"腹满时减，复如故"之因虚证腹满形成鲜明对比。②当须下之，宜大承气汤：指出里实腹满的治法方剂。大承气汤以大黄为君，泻热荡实；芒硝为臣，润燥软坚，更助大黄泻热通腑；枳实、厚朴为佐，行气宽中，消痞除满。诸药合用，具有通腑泄热、导滞除满的功效，适用于阳明热实内结重证，腑气壅滞之腹满者。宜，含有斟酌之

意。③分温再服，得下，余勿服：将本方煎得药液分成两次温服。服第一次药后，如果大便通畅了，则不必服剩余的药。

【译解】

病人腹部胀满持续不减轻，即使有减轻也是微不足道的。这是热实内结，胀积俱重证，必须攻下实积，荡涤热结。宜用大承气汤。

【原文】

心胸中大寒痛，呕不能饮食，腹中寒，上冲皮起，出见有头足①，上下痛而不可触近，大建中汤主之。（14）

大建中汤方

蜀椒二合（去汗）　干姜四两　人参二两

上三味，以水四升，煮取二升，去滓，内胶饴一升，微火煎取一升半，分温再服；如一炊顷②，可食粥二升，后更服，当一日食糜③，温覆之。

【注释】

①上冲皮起，出见有头足：指腹内因寒气攻而出现如头足样的块状物上下冲动。②如一炊顷：约烧一餐饭的时间。③食糜：即喝粥。

【译解】

心胸中大寒痛，说明本证属于严重的虚寒证，其特点为：痛势剧烈，部位广泛，下起腹部，上至心胸。由于寒气从下而上，因此本证疼痛范围广泛。一般而论，虚寒性疼痛应当喜温喜按，且病势绵绵，而本条首用一个"大"字，紧接着是"上下痛而不可触近"，按照前面第2条"病者腹满，按之不痛为虚，痛者为实"的标准来诊断，似属实证，其实恰恰是严重的虚寒证，因为虽有似拒按之状，但此痛无定处，上下走窜，乍轻乍重，与实邪之痛而不移不减有别。本证之疼痛，实属阳气虚弱，阴寒之气上下攻冲所致。故大建中汤健中阳，驱阴寒。方中蜀椒、干姜温中散寒；人参、胶饴温补脾胃；食粥者，温养中焦气，以行药力。

【原文】

胁下偏痛，发热，其脉紧弦，此寒也，以温药下之，宜大黄附子汤。（15）

大黄附子汤方

大黄三两　附子三枚（炮）　细辛二两

上三味，以水五升，煮取二升，分温三服，若强人煮取二升半，分温三服。服后如人行四五里，进一服。

【译解】

"胁下"，指两胁及腹部而言。"偏痛"，就是偏于左或右胁及腹部疼痛。从方药测知此疼痛由寒实内结所引起，本证之发热既非太阳表证，表证脉当浮，亦非阳明腑实，腑实脉当滑数，而是属于寒实内结，阳气瘀滞，营卫失调所致。本证病机概括为：寒实内结，阳气虚弱。除腹痛、发热外，尚兼畏寒肢冷、大便不通等症。故以大黄附子汤温药下之。方中大黄泻下通便，附子、细辛温经散寒，并能止痛。

【原文】

寒气厥逆①，赤丸主之②。（16）

赤丸方

茯苓四两（40克）　乌头二两（炮）（20克）　半夏四两（洗）（40克）（一方用桂）　细辛一两（10克）（《千金》作人参）

上四味，末之，内真朱为色③，炼蜜丸如麻子大。先食，酒饮下三丸④，日再，夜一服，不知，稍增之，以知为度。

【注释】

①寒气厥逆：谓脾肾阳虚，阴寒内盛，水气内停而致手足逆冷。厥逆，一指阳虚水气上逆的病机；二指手足逆冷的症状。②赤丸主之：指出寒气厥逆，腹满腹痛证的治疗方剂。赤丸方用乌头、细辛，温脾肾，散阴寒，除痼冷，止疼痛；半夏、茯苓，化水饮，降逆气；朱砂重镇安神定悸，且降逆气。全

方具有温阳散寒止痛、化饮降逆止呕功效，主治寒气厥逆、腹满腹痛证。临床用于腹痛、胸痹、痛经、缩阳等病。证属阳虚阴寒凝聚者。方中乌头有毒，且与半夏相反，相伍取其相反相成，峻逐阴邪水饮。恐其药性峻烈，故炼蜜为丸麻子大，每服小量，酒饮送下，以知为度。③内真朱为色：真朱，即朱砂。朱砂色红，在诸药末中纳入朱砂则染为赤色。④先食，酒饮下三丸：即在饭前用酒送服三丸药。先食，是"先于食"之省略。

【译解】

脾肾阳虚，阴寒内盛，水饮内停，寒气挟水饮上逆，病人出现手足厥逆、腹满腹痛、呕吐等症状。治疗用赤丸温阳散寒止痛。化饮降逆止呕。

【原文】

腹痛，脉弦而紧，弦则卫气不行，即恶寒，紧则不欲食，邪正相搏，即为寒疝。绕脐痛，若发则白汗①出，手足厥冷，其脉沉弦者，大乌头煎主之。（17）

大乌头煎方

乌头大者五枚 （熬，去皮，不㕮咀）

上以水三升，煮取一升，去滓，内蜜二升，煎令水气尽，取二升，强人服七合，弱人服五合，不瘥，明日更服，不可日再服。

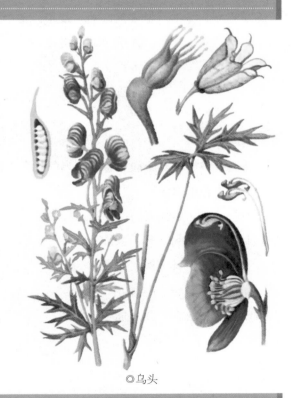

◎乌头

【注释】

①白汗：指剧痛时所出的冷汗。

【译解】

寒疝的主症是腹痛，条文第一句通过脉象阐明病机。"脉弦而紧"，弦紧之脉主寒主痛，皆为阴脉。尤在泾曰："弦紧皆阴也，但弦之阴从内生，紧之阴从外得。"由此可知寒疝的成因，多由素体阳虚寒盛，复感寒邪而引起。由于阳虚寒盛，寒邪收引，故腹痛；阳虚于里，卫表失煦，故恶寒；中阳不足，脾失健运，故不欲食。

第二句论寒疝发作时的病情。寒疝呈发作性的加剧疼痛，其原因责之素体阳虚，感受寒邪，邪气直中于里，寒气结聚，气机痹阻，故绕脐痛且疼痛呈发作性加剧，冷汗出，四肢厥冷，脉象由弦紧转为沉紧，说明阳虚寒盛较甚。正如《诸病源候论》云："遇寒即发，故云寒疝也。"治以大乌头煎温阳逐寒止痛。乌头大辛大热，热则逐寒，辛则开结，寒凝顿解，疼痛即止。魏念庭："乌头辛热，开阴闭，专用建功，单刀直入，竟趋虎穴，其取效之最径捷者也。"用白蜜可缓乌头之毒性，唯恐燥烈伤阴，故于服法又分强弱之人，并指出一日不可再服。

【原文】

寒疝腹中痛，及胁痛里急者，当归生姜羊肉汤主之。（18）

当归生姜羊肉汤

当归三两　生姜五两　羊肉一斤

上三味，以水八升，煮取三升，温服七合，日三服。若寒多者，加生姜成一斤；痛多而呕者，加橘皮二两、白术一两。加生姜者，亦加水五升，煮取三升二合，服之。

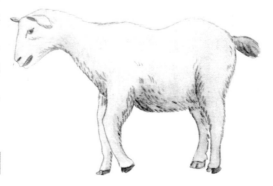

◎羊

【译解】

寒疝多因阳虚寒盛，经脉拘

急所致，致病之因往往偏于寒。而本证用当归生姜羊肉汤治疗，则为血虚气弱，寒自内生所致，致病之因偏于虚。心主血，肝藏血，脾统血，气为血之帅，血为气之母，血主濡之，气主煦之。血虚则气弱，寒气内生，筋脉拘急而产生病痛。肝脉急则胁痛，脾脉虚则腹痛，其特点：病势轻缓，喜温喜按。治以当归生姜羊肉汤养血散寒。

【原文】

寒疝腹中痛，逆冷，手足不仁，若身疼痛，灸刺诸药不能治，抵当乌头桂枝汤主之。（19）

乌头桂枝汤方

乌头五枚

上一味，以蜜二斤，煎减半，去滓，以桂枝汤五合解之，得一升后，初服二合，不知，即服三合；又不知，复加至五合。其知者，如醉状，得吐者，为中病。

桂枝汤方

桂枝三两（去皮）　芍药三两　甘草二两（炙）　生姜三两　大枣十二枚

上五味，剉，以水七升，微火煮取三升，去滓。

【译解】

程林《金匮要略直解》云："寒淫于内，则腹中痛，寒胜于外，则手足厥冷，甚至于不仁，而身疼痛，此内外有寒也。"结合本证属里寒为主因，外寒为诱因所致的表里皆寒证，腹痛是寒疝的主症，由阳虚寒盛，筋脉收引所致；阳虚不能温煦四末则手足厥冷，营血痹阻则不仁；寒邪束表，筋脉不利则身疼痛。治疗非单纯解表或单纯温里或单用针灸等法所能治疗，故条文曰："灸刺诸药不能治。"须用大乌头煎和桂枝汤表里同治，才能获得疗效。方中乌头逐寒止痛；桂枝汤调和营卫，解表散寒。服药后出现如醉状或呕吐，为药已中病。程林云："其药势翕翕行于肌肉之间，恍如醉状……得吐则内之冷将去，故为中病。"但非人尽如此，如出现呼吸迫促、头痛、心慌、脉结代者，属乌头中毒，应停药给予急救解毒。

【原文】

其脉数而紧乃弦，状如弓弦，按之不移[1]。脉数弦者，当下其寒；脉紧大而迟者，必心下坚[2]；脉大而紧者，阳中有阴，可下之[3]。（20）

【注释】

①脉数而紧乃弦，状如弓弦，按之不移：数乃至数加快，紧指脉搏本身的紧张度大，以之说明弦脉的脉形特征为紧数相合，且紧劲有力。②心下坚：胃脘上腹部胀满，按之坚硬疼痛。③阳中有阴，可下之：指出寒疝实证的脉象和治法。

【译解】

脉来数急并且紧劲有力者就是弦脉之象。所谓弦，就如同弓弦一样，重按也不改变。脉搏弦劲而兼数急者，主寒实内结，故当采用温下法攻下寒实邪气。脉来紧大兼迟的，必见胃脘部坚实痞满；脉来大而兼紧，这些脉象皆阳脉与阴脉并见，提示里有寒实邪气结聚，都可采用温下法治疗。

【原文】

问曰：人病有宿食，何以别之？

师曰：寸口脉浮而大，按之反涩，尺中亦微而涩，故知有宿食，大承气汤主之。（21）

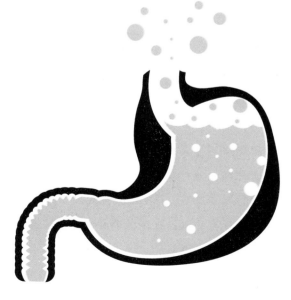

【译解】

宿食多由饮食不节，积滞不化所致。由于宿食内结，气壅于上，所以在寸口部位出现浮大脉象，这种大脉是有力的。因积滞日久，肠胃气滞不通，所以不仅在寸口重按可见涩脉，而且尺脉重按亦沉滞有力。以上是宿食当下的脉象，所以用大承气汤下其宿食。

【原文】

脉数而滑者实也①，此有宿食，下之愈，宜大承气汤②。（22）

【注释】

①脉数而滑者实也：借脉象说明宿食内积的病机性质。数脉主热，滑脉往来流利，应指圆滑有力，主食滞、实热、滑数并见，提示宿食内积化热，证属热实。②下之愈，宜大承气汤：指出宿食的治法方别证属热实，法当寒下，故予大承气汤通腑泄热。导滞除满。另本文未言临床症状，医家多从宿食内结里实而不大便解。联系《伤寒论》256条："阳明少阳合病。必下利……脉滑而数者。有宿食也。当下之，宜大承气汤"，本条的主症应是"宿食下利"。仲景予大承气汤治疗，属通因通用法。

【译解】

脉来频数而且圆滑有力者，主邪气盛实；这是有宿食积滞内结，用攻下法才能治愈，宜用大承气汤。

【原文】

下利①不饮食②者，有宿食也，当下之，宜大承气汤③。（23）
大承气汤方见前痉病中。

【注释】

①下利：此属宿食内积之热结旁流。其特点是泻利频作。利而不爽，或下利物为黄色或黑色污水，气味臭秽，伴肛门灼热、腹满疼痛、舌红苔黄燥等症。②不饮食：《医统正脉》本作"不欲食"，宜从。③当下之，宜大承气汤：指出宿食下利的治法方剂。证属热实，法当寒下。故予大承气汤通腑泄热，

导滞除满。患者下利，而用下法，此属通因通用法。宜，含有斟酌之意。盖大承气汤为寒下峻剂，应用此方当以宿食在肠之热实重证为据。若病势较轻缓者，也可用小承气汤或调胃承气汤。

【译解】

　　腹泻下利，而不欲进食者，是因为宿食内停所致，应当攻下宿食，宜用大承气汤。

【原文】

　　宿食在上脘①，当吐之②，宜瓜蒂散③。（24）

　　瓜蒂散方

　　瓜蒂一分（熬黄）（10克）　赤小豆一分（煮）（10克）

　　上二味，杵为散。以香豉七合（15克），煮取汁，和散一钱匕（1~2克），温服之。不吐者，少加之，以快吐为度而止④（亡血及虚者不可与之⑤）。

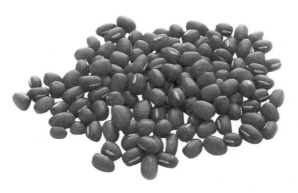

◎ 赤小豆

【注释】

①宿食在上脘：谓宿食留滞在胃脘上部，病位偏高。②当吐之：指出宿食在上脘的治法。《素问·阴阳应象大论》曰："其高者，因而越之。"因势利导，使用涌吐法就近驱邪。③宜瓜蒂散：指出宿食在上脘的治疗方剂。瓜蒂散由瓜蒂、赤小豆、香豉三味组成。瓜蒂，又名甜瓜蒂、苦丁香，味极苦而有毒，性升催吐；赤小豆味酸，利水除湿；二味相配，酸苦涌泻而催吐；佐以豆豉轻清宣泄。开郁结，和胃气，更助其涌吐之功。本方功专涌吐。适用于宿食、误食毒物、痰厥、喉痹、癫狂等疾病，证属有形之邪壅遏胸膈上脘，或蒙蔽心窍且有上越之势者。宜，含有斟酌之意。盖本方有毒。应用时须注意不可

过量，或代以盐汤灌吐，或鹅毛拭喉探吐法。④不吐者，少加之，以快吐为度而止：因此方催吐之力颇强且有毒，所以每服仅一钱匕，且要先从小量开始。视情况逐渐加大药量；以患者较快呕吐为限度，不可过多服药。⑤亡血及虚者不可与之：本方性升催吐，有伤胃耗阴之弊，故有失血性病史者，及孕产妇、年老体衰者，皆当禁用。

【译解】

宿食停滞在胃脘部，则应因势利导，采取涌吐法促使其吐出，宜用瓜蒂散。

【原文】

脉紧如转索无常①者，有宿食也。（25）

【注释】

①脉紧如转索无常：紧脉，脉来绷紧，状如牵绳转索，多见于寒证、痛证、宿食。无常，即无常态。指此紧脉并非始终紧绷若弦，而是乍紧乍松，疏密不匀，犹若转动而变幻不定的绳索。这是食积内结、气机壅滞所致。

【译解】

脉来绷紧如同按在转动的绳索上一样，绷紧弹指有力，而又没有一定的常态，这是有宿食的征象。

【原文】

脉紧，头痛风寒，腹中有宿食不化①也。（一云寸口脉紧）（26）

【注释】

①脉紧，头痛风寒，腹中有宿食不化：谓紧脉既主外感风寒之表证，也主宿食不化之里证。临床应如何鉴别呢？一般来说，外感风寒之脉紧，紧象比较恒定，多与浮脉相兼而为浮紧；且伴有恶风寒发热、头痛、身痛等症状。宿食之脉紧，紧象无常态、不恒定，多与沉脉相兼而为沉紧，且伴有脘腹痞满

疼痛、嗳腐吞酸、呕吐、大便不调等症状。

【译解】

脉来紧，既主外感风寒的头痛表证，也主腹中有宿食停积不化的里证。

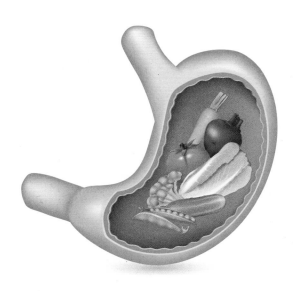

痰饮咳嗽病脉证并治第十二

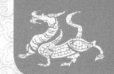

TANYINKESOU
BINGMAIZHENGBINGZHI

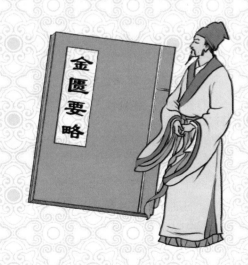

论一首　脉证二十一条　方十八首

【题解】

　　本篇论述痰饮与咳嗽，重点讨论痰饮，所论咳嗽是痰饮引起的一个症状，不包括其他原因导致者。痰饮病，根据饮停的部位不同分为痰饮、悬饮、溢饮和支饮4种类型。由于总的病名为痰饮，具体证型中又有痰饮一证，故痰饮之名有广义和狭义之分。前者为诸饮之总称，后者仅指痰饮停留胃肠的病变。篇名"痰饮"，实质上重在论饮，因在汉唐时期，"痰"字与"淡""澹"相通。《说文解字》："澹，水动貌。"因此本篇所论"痰饮"与宋代《仁斋直指方》中"稠浊者为痰，清稀者为饮"的概念是不同的。此外，本篇还提及"留饮"和"伏饮"。所谓"留饮"，是指水饮久留不去；"伏饮"是指水饮潜伏难除。就其病情来看，留饮和伏饮仅表示病程长，病情深痼的一些痰饮疾患，仍属四饮之中。

　　痰饮病总的治则是"以温药和之"，并提出了温、汗、利、下等具体治法，这些治则对后世临床实践有重要指导意义。

【原文】

　　问曰：夫饮有四，何谓也？

　　师曰：有痰饮①，有悬饮②，有溢饮③，有支饮④。（1）

【注释】

①痰饮：痰饮作为病名是张仲景首创，有广义和狭义之分。广义痰饮病包括痰饮、悬饮、溢饮、支饮4种。狭义痰饮专指水饮留聚于肠胃间的病理类型，根据水饮在肠胃间流动的病理特点命名。以其人素盛今瘦，水走肠间，沥沥有声为主症。由脾阳虚弱、水饮停留于胃肠所致。②悬饮：四饮之一，指水饮留聚于胁下的病理类型。根据饮邪留于胁下，如物悬其中，不上不下的病理特点而命名。由饮停胁下，肝肺气机升降失常、气饮相搏所致。悬，有"系"

之义。《说文》说："悬，系也。"③溢饮：四饮之一，指水饮内停而泛溢于肢体的病型。根据饮邪停于内而溢于外的病理特点而命名。以四肢肿无汗、身体疼重为主症。由脾阳不运、水饮内盛外溢、肺失宣降、腠理开合失职、营卫运行受阻所致。《说文》说："溢，器满也。"④支饮：四饮之一，指水饮停留在胸肺的病理类型。

【译解】

学生问：听说饮病有4种，具体都是哪些？

老师回答：就是痰饮、悬饮、溢饮和支饮。

【原文】

问曰：四饮何以为异？

师曰：其人素盛今瘦①，水走肠间，沥沥有声②，谓之痰饮。饮后水流在胁下，咳唾引痛③，谓之悬饮；饮水流行，归于四肢，当汗出而不汗出，身体疼重，谓之溢饮；咳逆倚息④，短气不得卧，其形如肿，谓之支饮。（2）

【注释】

①素盛今瘦：谓痰饮病人在未病之前形体丰盛，患病之后身体消瘦。因患者脾胃虚弱、水谷不能化生精微充养肌肉所致。②沥沥有声：指水饮在肠间流动发出的声音，乃水谷聚而成饮留于胃肠所致。③咳唾引痛：谓咳嗽唾痰则牵引胸胁下疼痛。肝经支脉贯膈上注于肺，两胁为气机升降出入之道路，今

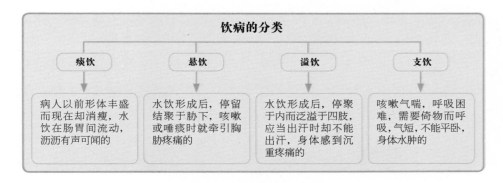

饮病的分类

痰饮	悬饮	溢饮	支饮
病人以前形体丰盛而现在却消瘦，水饮在肠胃间流动，沥沥有声可闻的	水饮形成后，停聚结聚于胁下，咳嗽或唾痰时就牵引胸胁疼痛的	水饮形成后，停聚于内而泛溢于四肢，应当出汗时却不能出汗，身体感到沉重疼痛的	咳嗽气喘，呼吸困难，需要倚物而呼吸，气短，不能平卧，身体水肿的

水饮聚于胁下，则气机升降不利。咳唾时，肝肺气机与停饮相互搏击，所以牵引胁下而发生疼痛。引，牵引。④咳逆倚息：谓病人咳嗽气喘，呼吸困难，不能平卧，只能取坐位或半卧位，须倚物而呼吸。倚（音依），靠也；息，谓呼吸。

【译解】

学生又问：临床如何区别这四种饮病呢？

老师回答说：病人以前形体丰盛而现在却消瘦，水饮在肠胃间流动，沥沥有声可闻者，这就叫痰饮；水饮形成后，停留结聚于胁下，咳嗽或唾痰时牵引胸胁疼痛，这就叫悬饮；水饮形成后，停聚于内而泛溢于四肢，应当出汗却不能出汗，身体感到沉重疼痛，这就是溢饮；咳嗽气喘，呼吸困难，需要倚物而呼吸，气短，不能平卧，身体水肿，这就叫支饮。

【原文】

水在心①，心下坚筑②，短气，恶水不欲饮。（3）

【注释】

①水在心：谓水饮邪气影响及心。水，即水饮邪气；在，作"影响""浸及"解。以下四条相同，论述水饮内停，影响五脏的证候。饮邪为痛，随处留积，除按部位分为痰饮、悬饮、溢饮、支饮等四饮外，还可根据脏腑病机，辨饮邪进一步影响到五脏所产生的证候。水在五脏证候的产生，不外水饮侵及脏腑，使其功能失调所致。水在五脏与前述痰饮、悬饮、溢饮、支饮等四饮也有密切的关系，二者仅因其辨证归类依据不同而名称各异。水在五脏，以脏腑辨证归类；四饮则以饮停部位、结合病理特点及主症归类。二者都是水饮为病，故水在五脏也可归于四饮范围。如水在肝可归于悬饮，水在肺可归于支饮，水在脾、水在肾可归于狭义痰饮。其治疗仍可按四饮辨治，故原文对水在五脏未出方治。②心下坚筑：谓心下痞满坚硬，有动悸的感觉。《广韵》说："筑，捣也。"

【译解】

水饮内停，影响到心，心阳被遏，就会感到心下痞坚胀满，筑然悸动，气短，厌恶水，不想喝水。

【原文】

水在肺，吐涎沫，欲饮水[①]。（4）

【注释】

①水在肺，吐涎沫，欲饮水：谓水饮邪气影响及肺，肺失宣发，津液不布，聚而成涎沫，津不上承。

【译解】

水饮内停，影响到肺，肺气失宣，就会出现泛吐涎沫，口干想喝水。

【原文】

水在脾，少气身重[①]。（5）

【注释】

①水在脾，少气身重：脾司运化，气血化生之源，又主肌肉四肢。水饮内停影响及脾，脾运不健，中气不足则少气乏力；脾为湿困，则身体重滞。

【译解】

水饮内停侵及脾，脾为湿困，就会出现少气乏力、身体困重的症状。

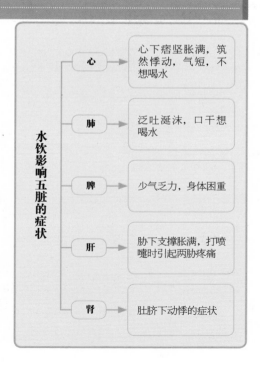

水饮影响五脏的症状

心	心下痞坚胀满，筑然悸动，气短，不想喝水
肺	泛吐涎沫，口干想喝水
脾	少气乏力，身体困重
肝	胁下支撑胀满，打喷嚏时引起两胁疼痛
肾	肚脐下动悸的症状

【原文】

水在肝，胁下支满①，嚏而痛②。（6）

【注释】

①胁下支满：谓胁下支撑胀满。盖水饮影响及肝，肝脉布胸胁。②嚏而痛：谓打喷嚏时牵引胁下部位疼痛。盖肝之经脉布胁贯膈，上注于肺，饮邪循经注肺，肺气失和则嚏；肝肺经脉相通，今饮气相激，故喷嚏时牵引胁下作痛。嚏，因鼻中发痒而气喷作声，即喷嚏。

【译解】

水饮内停侵及肝，肝络不和，肝气不利，就会出现胁下支撑胀满，打喷嚏时引起两胁疼痛。

【原文】

水在肾，心下悸①。（7）

【注释】

①心下悸：《医宗金鉴》作"脐下悸"，为是。

【译解】

水饮内停，影响及肾，就会出现肚脐下动悸的症状。

【原文】

夫心下有留饮，其人背寒冷如手大①。（8）

【注释】

①心下有留饮，其人背寒冷如手大：谓留饮久聚心下，则阻遏阳气难以布达于背俞，故患者常自觉背部寒冷，此属狭义痰饮。留饮，指水饮久留而不去

者，有饮邪羁留、深痼之意。四饮之留而不去者，皆可称为留饮。留饮随所在部位不同，见证各异。

【译解】

心下胃脘部有留饮的病人，经常感到背部寒冷，冷处约有手掌大小。

【原文】

留饮者，胁下痛引缺盆，咳嗽则辄已①（一作转甚）。（9）

【注释】

①胁下痛引缺盆，咳嗽则辄已：谓饮邪久留，聚于胁下，则肝络不和，肝肺气机升降受碍，故胁下疼痛，牵引及缺盆；咳嗽震动，则胸胁下疼痛加剧，此属悬饮。缺盆，指锁骨上窝处。辄（音折），就；已，副词，当"太""过分"解。原本小注"一作转甚"，亦可从。

【译解】

胸胁部有留饮的病人，胁下疼痛，并向上牵引到缺盆部，咳嗽就会使胁痛加剧。

【原文】

胸中有留饮，其人短气而渴，四肢历节痛。脉沉者，有留饮。（10）

【译解】

"留饮"即水饮留而不去。饮邪之留，阳气郁闭，故为其病，亦较顽固。由于饮邪留止的部位不同，故症状亦异。心下饮邪留止，胃阳被郁，背俞失煦故背寒冷如手大；

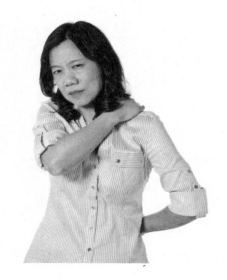

饮阻肝胆之脉，气机升降不利故胁下疼引缺盆，饮邪内阻，肺气上逆故咳嗽；饮邪留于胸中，肺气不利，津不得布故短气而渴；溢饮留于四肢关节，筋脉痹着，卫阳不通，则四肢历节疼，脉沉。

【原文】

膈上病痰，满喘咳吐，发则寒热，背痛腰疼，目泣①自出，其人振振身瞤剧②，必有伏饮③。（11）

【注释】

①目泣：眼睛流泪。②振振身瞤剧：形容身体震颤动摇不能自主。③伏饮：指潜伏于内、根深蒂固、难于攻除、伺机而发的一种饮病。

【译解】

"膈上病痰"即饮邪潜伏于膈上，"满喘咳吐"，系平时见症。膈上为心肺之所居，若上焦阳虚，水津不能敷布全身则停留而成痰饮，潜伏于膈上，阻滞胸膈气机，饮随气逆，则发"满喘咳吐"，这是伏饮之素有症状，属支饮范畴。条文紧接着曰："发则寒热，背痛腰疼，目泣自出，其人振振身瞤剧。"发：指感受外邪，由新感触动所致。风寒外束，经脉不利则发热，恶寒，腰背疼痛；饮气冲逆，上迫液道则目泣自出；内外合邪，病情较重，故咳喘剧烈所致身体震颤动摇不能自主。"必有伏饮"是对本条病情做出了结论，进一步肯定是外邪引动伏邪所致。

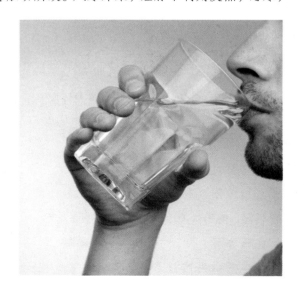

【原文】

夫病人饮水多，必暴喘满。凡食少饮多，水停心下，甚者则悸，微者短气。

　　脉双弦^①者寒也，皆大下后善虚。脉偏弦^②者饮也。（12）

【注释】

①双弦：左右两手脉象皆弦。②偏弦：左手或右手脉象见弦。

【译解】

　　"夫病人饮水多，必暴喘满"，指因病后津液过伤而思饮，在这种情况下，应"少少与饮之，令胃气和则愈"。如因渴而暴饮，超过了脾胃的运化功能，势必停留于胃，水饮上逆于肺，则突然出现气喘胸满，乃属一种暂时性的病变，水消则喘自平。若原有饮病，也可能因此而致饮病发作。文中"凡食少饮多，水停心下，甚者则悸，微者短气"是论述脾胃虚弱引起痰饮病。"食少"说明脾胃气弱而纳谷减少，运化无力，这是导致痰饮病的内因。"饮多"指摄入量多，是本病的诱因。因脾气虚弱不能散精，导致"水停心下"，甚则凌于心而为"心下悸"，饮邪轻微者阻塞气机而为"短气"。

　　"脉双弦者寒也，皆大下后善虚"。下后里虚的转化，或寒或热，当随病人体质而定。如素体阴虚，下后更伤阴液，势必欲饮水以自救，且多喜冷饮，即或多饮，也不致转化成虚寒证。反之，若素体阳虚，大下后容易导致里阳虚衰，阳虚则内寒，出现全身性虚寒，则主寒之弦脉两手皆见。痰饮虽是因阳虚而水停所致，但痰饮病为水停于身体某一局部的疾患，故其弦脉多出现于与饮停部位相应的脉位上，故条文曰："脉偏弦者饮也。"实际偏弦的脉象多为悬饮的主脉，因悬饮为饮阻肝络所致。

【原文】

　　肺饮不弦^①，但苦喘短气^②。（13）

【注释】

①肺饮不弦：指饮邪犯肺，属支饮之类。痰饮病脉多弦，此处为水饮犯肺之初，故脉尚不弦。②苦喘短气：谓患者苦于喘促短气。

【译解】

饮邪犯肺时，脉象不弦，病人只是苦于气喘、短气。

【原文】

支饮亦喘而不能卧，加短气，其脉平^①也。（14）

【注释】

①脉平：谓见肺饮之常脉而不弦，与前文"脉偏弦者饮也"相对而言。

【译解】

支饮患者也见气喘，不能平卧，呼吸短促，其脉象也可以不弦。

【原文】

病痰饮者，当以温药和之。（15）

【译解】

所谓"病痰饮者"，包括痰饮、悬饮、溢饮、支饮四饮，饮为阴邪，易阻遏伤及阳气。因此，饮邪得阳则运，得温则化，故治疗原则当应"温药和之"。"温药"具有振奋阳气、开发腠理、通行水道的作用。振奋阳气以绝生痰之源，开发腠理，通行水道是疏通祛邪之道，使饮邪从表从下分消而去。"和之"，指温药不可过用大辛大热燥烈之品，以免伤阴，邪从燥化。因此治疗痰饮宜用药性平和之温药，以病去为度。"和之"寓有行消之意。因痰饮为实邪，则攻下、逐水、行气之法必不可少，故不言温药补之而言和之，意味着要在温药的基础上适当选用发汗、攻下、利小便的药物。正如魏念庭所说：痰饮之邪因虚而成，而痰亦实物，必可有开导，总不出"温药和之"四字。

【原文】

心下有痰饮，胸胁支满^①，目眩，苓桂术甘汤主之。（16）

苓桂术甘汤方

茯苓四两　桂枝三两　白术三两　甘草二两

上四味，以水六升，煮取三升，分温三服，小便则利。

【注释】

①胸胁支满：是指胸胁有支撑胀满感。

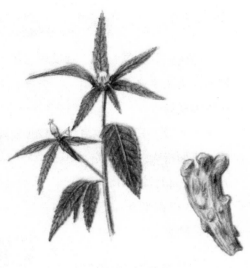

◎ 术

【译解】

狭义痰饮的病变部位在胃肠，"心下有痰饮"，以及所出现的症状，故知其病变部位重点在胃，即"心下"指胃脘部，饮停于胃，上逆胸胁，阻塞气机则胸胁支满；饮邪上泛，清阳不升则头目昏眩。治以苓桂术甘汤温阳蠲饮，健脾利水。方中茯苓、白术健脾利水；桂枝辛温通阳，甘草和中益气。

【原文】

夫短气有微饮，当从小便去之，苓桂术甘汤主之（方见上）；肾气丸亦主之。（方见脚气中）（17）

【译解】

本条之"短气"，乃因饮邪阻滞、气机不利所致。"微饮"即水饮轻微者，有少的意思。但不论停饮的多少，其原因均责之肺、脾、肾三焦的气化功能失常所致，结合本条，主要是脾、肾阳气不足，水湿内停。因饮为阴邪，得温始开，得阳始运，阳运水行，小便通利，饮邪可出，短气自愈，故条文曰"当从小便去之"。由于阳虚水停，有偏于脾阳不运者，临证尚兼心下支满、目眩、食欲缺乏、便溏等，治以苓桂术甘汤温阳健脾利水；偏于肾阳虚弱不能化气行水者，临证兼见畏寒、四肢逆冷、少腹拘急等，治以肾气丸温肾化气行水。

【原文】

病者脉伏，其人欲自利，利反快，虽利，心下续坚满，此为留饮欲去故也，甘遂半夏汤主之。（18）

甘遂半夏汤方

甘遂（大者）三枚　半夏十二枚（以水一升，煮取半升，去滓）　芍药五枚　甘草如指大一枚（炙）

上四味，以水二升，煮取半升，去滓，以蜜半升和药汁，煎取八合，顿服之。

【译解】

条文一开始指出："病者脉伏"，伏脉，提示留饮深痼，邪结更甚，阳气不通。"其人欲自利，利反快"，未经攻逐而自下利，说明正气尚盛抗邪外出，饮随利泄，邪去正安，此为留饮欲去之兆。但下利后仍然"心下坚满"，说明留饮深痼难拔，欲去未去，气机痹

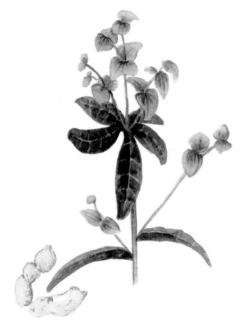

◎ 甘遂

阻所致。饮邪既有欲去之势，非攻而不除，如魏念庭曰："盖阴寒之气立其基，水饮之邪成其穴，非开破导利之不可也。"故用逐饮散结的甘遂半夏汤，因势利导，驱邪外出。甘遂攻逐水饮；半夏化饮散结；芍药、甘草酸收甘缓以安中；以蜜制约甘遂之峻猛。方中甘草与甘遂相反，此药合用，是取其相反相成，激发留饮，得以尽之意。

【原文】

脉浮而细滑，伤饮[①]。（19）

【注释】

①脉浮而细滑，伤饮：诊得浮而细滑之脉，主伤于饮邪。盖饮水过多，水停心下，饮邪上逆迫肺则脉浮；水湿阻碍，脉道被压则细；水饮内盛则脉滑。伤饮，即伤于外来的水饮，多由饮水过多所致。

【译解】

脉搏浮而细滑者，主伤于饮邪。

【原文】

脉弦数①者，有寒饮，冬夏难治②。（20）

【注释】

①脉弦数：弦属阴脉，主痰饮、主寒；数属阳脉，主热。脉弦数，犹言痰饮病而寒热夹杂者。②冬夏难治：本证寒中夹热，病情错杂。冬季有利于去热而不利于寒，夏季有利于去寒而不利于热，故冬夏难治。

【译解】

病人脉象弦数，主寒饮夹热。此病无论冬季或夏季，都难以调治。

【原文】

脉沉而弦者，悬饮内痛①。（21）

【注释】

①悬饮内痛：谓患悬饮病而胸胁内牵引疼痛。

【译解】

诊得脉象沉而弦者，主悬饮病。当有胸胁内牵引疼痛的症状。

【原文】

病悬饮者，十枣汤主之①。（22）

十枣汤方

芫花（熬）　甘遂　大戟各等分②（各取5克）

上三味，捣筛。以水一升五合，先煮肥大枣十枚，取九合，去滓，内药末，强人服一钱匕，羸人服半钱③，平旦温服之④；不下者，明日更加半钱⑤。得快下后，糜粥自养⑥。

【注释】

①十枣汤主之：指出悬饮的治疗方剂。十枣汤方用甘遂苦寒，善攻逐经隧络间水湿；大戟苦、辛、寒，善泻脏腑间水饮；芫花苦、温，善消胸胁之水。三药各有专长，合之则经隧胸胁脏腑之水饮癖积皆可攻除；然三药皆峻烈有毒，故辅以大枣10枚，顾脾护胃，使峻逐水饮而无伤正之弊。适用于饮邪内盛、癖积于胸胁之悬饮证。中医临床用于悬饮、水肿（实水）、鼓胀（水鼓）、喘咳等症，证属水饮内盛而正气不衰者。现代用本方治疗渗出性胸膜炎、胸腔积液、流行性出血热少尿期急性肾功能衰竭、肝硬化腹水、血吸虫病腹水、慢性肾炎、肾病综合征高度水肿腹水等疾病。此外，还被用于颅内压增高症、癫狂、胃酸过多症、肺炎、妊娠羊水过多症、系统性红斑狼疮合并尿毒症、类风湿性关节炎等疾病。②各等分：谓三药的用量比例相等。分，作"份"解。③强人服一钱匕，羸人服半钱：强人、羸人，指患者的体质状况比较强盛者，或比较瘦弱者。钱匕，古代量取散剂药物的器具。以汉代的五铢钱币抄取药末至不落者为一钱匕，合1.5~2克；用五铢钱抄取药末至半边者为半钱匕，亦作"半钱"。由于十枣汤破积逐饮之力峻猛，必须注意掌握其用量，强调根据患者体质状况，确定初次用量。④平旦温服之：谓清晨起床后空腹服药。平旦，为寅时（3—5点）。⑤不下者，明日更加半钱：谓服药后未出现明显的泻下，则于次日晨起增加半钱匕药量，再服一次。强调本方每日仅服一次，中病即止，不可过量。⑥得快下后，糜粥自养：谓泻下数次后，症状得以缓解，则加强饮食调护。给予易消化的稀粥，调养胃气。

【译解】

患悬饮病者，当用十枣汤攻逐水饮。

【原文】

病溢饮者，当发其汗，大青龙汤主之，小青龙汤亦主之。（23）

大青龙汤方

麻黄六两（去节）　桂枝二两（去皮）　甘草二两（炙）　杏仁四十个（去皮尖）　生姜三两（切）　大枣十二枚　石膏如鸡子大（碎）

上七味，以水九升，先煮取麻黄，减二升，去上沫，内诸药，煮取三升，去滓，温服一升，取微似汗，汗多者，温粉粉之。

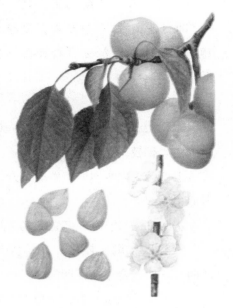

◎杏仁

小青龙汤方

麻黄三两（去节）　芍药三两　五味子半升　干姜三两　甘草三两（炙）　细辛三两　桂枝三两（去皮）　半夏半斤（洗）

上八味，以水一斗，先煮麻黄，减二升，去上沫，内诸药，煮取三升，去滓，温服一升。

【译解】

溢饮责之饮溢肌表、卫阳痹阻、营卫失和所致。症见身体重肿、无汗、恶寒发热、咳喘等，故治疗应采取因势利导之法，邪在表当从汗解之。由于体质差异，邪气有偏里偏表，兼寒兼热之不同，因此治疗用大青龙汤发汗兼清郁热；小青龙汤发汗兼温里化饮。

【原文】

膈间支饮，其人喘满，心下痞坚，面色黧黑[①]，其脉沉紧，得之数十日，

医吐下之不愈，木防己汤主之。虚者②即愈，实者③三日复发，复与不愈者，宜木防己汤去石膏加茯苓芒硝汤主之。（24）

木防己汤方

木防己三两　石膏十二枚（鸡子大）　桂枝二两　人参四两

上四味，以水六升，煮取二升，分温再服。

木防己去石膏加茯苓芒硝汤方

木防己二两　桂枝二两　人参四两　芒硝三合　茯苓四两

上五味，以水六升，煮取二升，去滓，内芒硝，再微煎，分温再服，微利则愈。

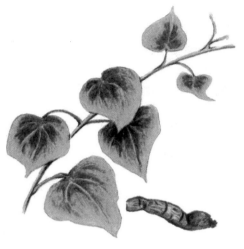

◎防己

【注释】

①黧黑：谓黑而晦暗。②虚者：这里指痞结虚软。③实者：指坚结成实。

【译解】

"膈间支饮"，指饮邪影响于中、上二焦。心肺在膈上，胃在膈下，饮停胸膈，肺失肃降则气喘、胸满；胃有停饮，中焦气阻则心下痞坚；寒饮内结，营卫运行不利，气机不畅则面色黧黑，脉沉紧。临证应见烦躁、口渴等。治以木防己汤通阳行水，补虚清热。方中木防己、桂枝相配苦辛并用，通阳利水；石膏清泄肺胃郁热；人参益气扶正。服上药以后，心下痞坚转虚软者，此为水饮渐散，病有将愈之势，说明药已胜病。若仅获一时疗效，症状稍轻，隔日又发，此为病根坚痼，药不胜病。故应在原方中去石膏加茯苓、芒硝，加强导水下行，破结下水之效。丹波元简云："水邪结实，非石膏所能治，代以芒硝峻开坚结，加茯苓利水道也。"加茯苓、芒硝增利水、散结之力，使水饮从二便排出。

【原文】

心下有支饮，其人苦冒眩①，泽泻汤主之。（25）

泽泻汤方

泽泻五两　白术二两

上二味，以水二升，煮取一升，分温再服。

【注释】

①冒眩：冒，如有物冒蔽之意；眩，视物旋转。冒眩：即头昏目眩。

【译解】

　　所谓"冒眩"，尤在泾曰："冒是昏冒而神不清，如有物冒蔽之也；眩者，目眩转而乍见眩黑也。"心下有支饮，饮停于胃而上逆，阻碍脾胃升降，清阳当升不升，浊阴当降不降，因浊阴之邪上犯清阳之位，则见头目昏眩。从本条来看，其病机责之饮停于胃，浊阴上犯。治疗宜泽泻汤健脾利水。方中泽泻利水除饮以治标，白术健脾制水以治本。

【原文】

支饮胸满者，厚朴大黄汤主之。（26）

厚朴大黄汤方

厚朴一尺　大黄六两　枳实四枚

上三味，以水五升，煮取二升，分温再服。

【译解】

　　支饮的病位在胸膈，主症是咳喘倚息，短气不得卧，而本条只言胸满，说明本条以胸满为主。由于饮邪积于胸膈，气机不通故胸满；且肺与大肠相表里，饮邪日久郁而化热，饮热交结，则影响胃肠气机通畅，必见腹满，大便不通，故治疗当以逐饮通便，行气开郁，用厚朴大黄汤，方中厚朴、枳实行气开郁；大黄通便以逐饮。

【原文】

支饮不得息①，葶苈大枣泻肺汤主之②。（27）

（方见肺痈篇中）

【注释】

①支饮不得息：谓饮邪壅肺，肺实气闭而致胸膈满闷，咳逆倚息，呼吸困难。息，一呼一吸谓之息，即呼吸。②葶苈大枣泻肺汤主之：指出支饮壅肺证的治疗。葶苈大枣泻肺汤方见于"肺痈"篇，主治"肺痈喘不得卧"。肺痈与支饮病名虽异，但在肺痈酿脓期，毒热炽盛，痰瘀壅肺，导致肺实气闭的病机却和支饮壅肺、肺实气闭的病机相同，故都可以用此方泻肺开闭逐实，属异病同治。

【译解】

支饮病，患者胸膈满闷，咳逆倚息，呼吸非常困难。这是饮邪壅肺、肺实气闭所致，用葶苈大枣泻肺汤主治。

【原文】

呕家本渴，渴者为欲解，今反不渴，心下有支饮故也，小半夏汤主之（《千金》云：小半夏加茯苓汤）。（28）

小半夏汤方

半夏一升　生姜半斤

上二味，以水七升，煮取一升半，分温再服。

【译解】

"呕家本渴"，因呕后津伤，本应出现口渴；若为痰饮所致呕吐，饮随呕去，则出现口渴，表明胃阳渐复，是欲解之象。今呕后反不渴，说明水饮仍停于胃；故曰"心下有支饮故也"。这里的"支饮"明言其在心下，可知非四饮中的支饮，而是心下有痰饮支撑上逆。因饮在心下，则可蠲饮降逆，和胃止呕，用小半夏汤治疗。

【原文】

腹满，口舌干燥，此肠间有水气，己椒苈黄丸主之。（29）

己椒苈黄丸方

防己　椒目　葶苈（熬）　大黄各一两

上四味，末之，蜜丸如梧子大，先食饮服一丸，日三服，稍增，口中有津液，渴者加芒硝半两。

【译解】

腹满，口舌干燥，治以己椒苈黄丸，以药测证，此腹满属饮邪内结，非阳明腑实所为。饮积肠间，腑气不通故腹满；积饮内阻，津不上承故口舌干燥，同时兼见喘满、二便不利、脉沉弦有力等症。治疗宜己椒苈黄丸攻逐水饮，前后分消。

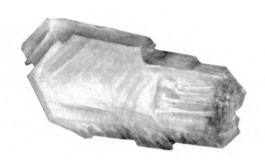

◎硝石

方中防己、椒目辛宣苦泄，导饮于前；葶苈、大黄攻坚决壅，逐饮于后；蜜丸以缓诸药之急。前后分消，积饮去，腑气通，津上承，则腹满，口舌干燥等症自除。方后云："口中有津液"即是饮去病解之兆，若服药后反见口渴，说明饮邪结实，气阻更甚，应加重破积之力，故于原方加芒硝以助大黄通结之用。

【原文】

卒呕吐，心下痞，膈间有水，眩悸者，小半夏加茯苓汤主之。（30）

小半夏加茯苓汤方

半夏一升　生姜半斤　茯苓三两（一法四两）

上三味，以水七升，煮取一升五合，分温再服。

【译解】

"膈间有水"为致病之因。从"卒呕吐，心下痞，眩悸"诸症看，饮邪乃停于膈之上下，未涉及于胸，而偏于胃。饮邪停胃，胃失和降则卒呕吐，饮结气滞，气机不畅而心下痞，浊阴上泛，清阳不升则头目昏眩，饮随气逆，上凌于心则"悸"，治疗宜降逆止呕，引水下行，用小半夏加茯苓汤。

【原文】

假令瘦人脐下有悸①，吐涎沫而癫眩②，此水也，五苓散主之③。（31）

五苓散方

泽泻一两一分（30克）　猪苓三分（18克）（去皮）　茯苓三分（18克）　白术三分（18克）　桂枝二分（12克）（去皮）

上五味，为末，白饮服方寸匕，日三服，多饮暖水，汗出愈。

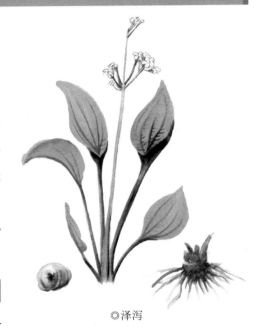

◎泽泻

【注释】

①瘦人脐下有悸：谓"其人素盛今瘦"的痰饮病患者，常有肚脐下动悸感。因水饮停于下焦妄动上逆所致。"有"为衍文，《脉经》无此字。②吐涎沫而癫眩：水饮停于下焦，波及中焦，随胃气上逆则泛吐涎沫；饮邪上泛，蒙蔽清阳，则头晕目眩。癫，同巅，头部之意。《说文》说："巅，顶也"。近来亦有人将"癫"，作"癫痫"解，并据此将五苓散用于水痫者③五苓散主之：指出下焦停饮上逆头眩证的治疗。五苓散重用泽泻为君药，利水除饮。猪苓、茯苓淡渗利水，导饮下行；白术健脾运湿，补土而制水，共为臣药。桂枝辛温，温通阳气，降逆化饮；与茯苓相配，通阳化气、利水除饮，而为佐药。诸药相合，具有化气利水除

饮之效，适用于下焦停饮上逆诸证。临床用于小便不利、水肿、呕吐、眩晕、消渴、头痛、黄疸、泄泻、癫痫、癃闭、关格等病，证属膀胱气化不行，水饮内蓄者。

【译解】

假若素盛今瘦的痰饮病患者，经常肚脐下有悸动感，呕吐清稀涎沫，而且头晕目眩。这是水饮积于下焦上逆所致，治疗用五苓散通阳化气，利水除饮。

【原文】

咳家其脉弦，为有水，十枣汤主之。（32）

【译解】

咳家指久咳之人。引起咳嗽的原因很多，若风寒、风热引起者，脉象多见"浮紧或浮数"；痰热者脉象多"滑数"；若气虚者脉象必"沉弱"；而今反见"脉弦"，下文提到"为有水"，说明饮邪停留于胸胁，久留不去而上逆犯肺，肺气不降所致久咳不已，故治疗当去其饮。因饮停于胸胁，虽咳嗽日久，但正气未衰，故用十枣汤攻逐水饮，则饮去咳止。

【原文】

夫有支饮家，咳烦，胸中痛者，不猝死，至一百日，或一岁，宜十枣汤。（33）

【译解】

支饮病日久不愈，则称"支饮家"，支饮必有"咳逆倚息，短气不得卧，其形如肿"等症；若饮邪内盛，肺气不降，气机不利则咳嗽剧烈，胸中疼痛。这些症状拖延日久，如果正气未衰，可酌情选用十枣汤去其水饮。

【原文】

久咳数岁，其脉弱者可治，实大数者死[①]；其脉虚者，必苦冒[②]，其人本

有支饮在胸中故也，治属饮家。（34）

【注释】

①久咳数岁，其脉弱者可治，实大数者死：本条从痰饮久咳患者的脉象判断其预后。久咳数年之人，正气多虚，故其脉当弱；见此为脉证相符，为顺，故可治。反之，若脉见实大数者，是邪气盛实，正气已虚，为脉证不符，正难胜邪，故为逆，预后不良。这里根据脉证顺逆来判断痰饮病的预后，读者应一隅三反，不独痰饮咳嗽。诸病皆然。凡新病脉虚，或久病脉实，都为脉证不符，邪盛正衰，为逆，主预后不良。新病脉实，久病脉虚，为脉证相符，为顺，一般预后较好。②其脉虚者，必苦冒：谓支饮日久，正气亏虚，邪气亦由盛转衰，患者必定还伴有头目眩晕的症状。久病脉虚，表示正气已虚邪气亦衰，脉证相符。

【译解】

患者长期咳嗽已经有几年了，脉象虚弱的，是脉证相符，为顺，可以治疗；若脉象实大而数的，是脉证不符，为逆，预后不良。脉象虚弱的患者，必定还伴有头目眩晕的症状，这是因为胸中有支饮留滞的缘故，应当按照饮病去治疗。

【原文】

咳逆倚息，不得卧①，小青龙汤主之②。（35）

【注释】

①咳逆倚息，不得卧：谓患者咳嗽气逆而喘，胸膈满闷，呼吸困难，不得平卧，需要倚物而息。此为膈间伏饮，又复感风寒，外寒引动内饮的支饮发作证。②小青龙汤主之：指出表里皆寒，痰饮犯肺咳喘的治疗方剂。小青龙汤化饮止咳平喘，辛温发汗解表而表里双解，适用于痰饮伏肺，复感风寒，外寒引动内饮，表里同病而表里皆寒者。方义见本篇第23条。

【译解】

病人咳嗽气喘，需要倚物而呼吸，不能平卧。这是胸膈间有伏饮，又感受风寒，外寒引动内饮的支饮发作证。治疗用小青龙汤化饮止咳平喘，辛温发汗解表。

【原文】

青龙汤下已①，多唾口燥，寸脉沉，尺脉微，手足厥逆，气从小腹上冲胸咽，手足痹②，其面翕热如醉状③，因复下流阴股④，小便难，时复冒者；与茯苓桂枝五味甘草汤，治其气冲。（36）

桂苓五味甘草汤方

茯苓 四两　桂枝 四两（去皮）　甘草 三两（炙）　五味子半升

上四味，以水八升，煮取三升，去滓，分温三服。

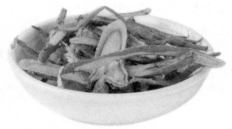

◎甘草

【注释】

①下已：即服药后的意思。②手足痹：手足麻木。③面翕热如醉状：指面部泛起一阵微红且热，如醉酒之状。④阴股：两大腿内侧。

【译解】

咳逆不得卧，经服用小青龙汤以后，吐出很多痰唾而口干燥，为寒饮将去之象。但由于其人下焦真阳素虚，饮邪上盛，是一种下虚上实之证，所以寸脉见沉，尺脉微弱，而且四肢厥逆。这种病情，虽然寒饮在上焦，但不能用温散之剂，因温散易于发越阳气，影响冲脉，滋生变端，必须兼顾下焦，始为虚实两全之策。服小青龙汤后，固然寒饮得以暂解，但虚阳亦随之上越，冲气反而上逆，出现种种变证。如气从小腹上冲，直至胸咽，四肢麻木，其面戴阳，翕热如醉状等。由于冲脉为病是时发时平的，故冲气有时又能还于下焦，但冲逆则一身之气皆逆，所以下则小便困难，上则时作昏冒，当此之时，宜急予敛气平冲，用桂苓五味甘草汤，使上冲之气平，然后再议他法。方中桂枝、甘草辛甘化阳，以平冲气，配茯苓引逆气下行；用五味收敛耗散之气，使虚阳不致上浮。

【原文】

冲气即低①，而反更咳，胸满者，用桂苓五味甘草汤去桂，加干姜、细辛，以治其咳满。（37）

苓甘五味姜辛汤②方

茯苓四两（12~15克）　甘草三两（10克）　五味半升（10~15克）　干姜三两（10克）　细辛三两（6克）

上五味，以水八升，煮取三升，去滓，温服半升，日三。

【注释】

①冲气即低：谓服桂苓五味甘草汤后，上冲之气渐平。冲气，逆气上冲之谓，即第36条"气从小腹上冲胸咽"之状。②苓甘五味姜辛汤：苓甘五味姜辛汤方以干姜为君药，温补脾肺，散寒化饮。细辛助其温肺散寒，以化已聚之饮；茯苓助其健脾运湿，以杜绝痰饮之源，共为臣药。五味子敛肺止咳。且防辛散太过；甘草化痰和中，调和诸药，共为佐使。全方具有温肺散寒、化饮止咳之效，适用于阳虚寒饮咳喘胸满证。

【译解】

服桂苓五味甘草汤后，患者冲气上逆的症状随即就减轻了，但反而咳嗽加剧，胸部满闷。这是冲气虽平、寒饮复动所致。用桂苓五味甘草汤去掉桂枝，加干姜、细辛，以温肺散寒，化饮止咳。

【原文】

咳满即止，而更复渴，冲气复发者，以细辛干姜为热药也。服之当遂渴，而渴反止者，为支饮也。支饮者，法与冒，冒者必呕，呕者复内半夏，以去

其水。（38）

桂苓五味甘草去桂加姜辛夏汤方

茯苓四两　甘草三两　细辛二两　干姜二两　五味子　半夏各半升

上六味，以水八升，煮取三升，去滓，温服半升，日三。

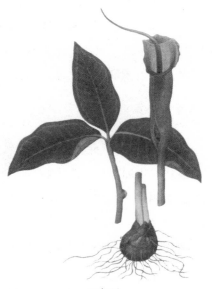
◎半夏

【译解】

胸满咳嗽用苓甘五味姜辛汤治疗当属无误，但因患者素体下焦阳虚，上焦寒饮内停，病情复杂，服苓甘五味姜辛汤后也可出现几种情况：一种为胸满咳嗽随之而解，无其他变证，此为最佳预后；一种因姜、辛温散太过，发越阳气，复使冲气上逆，并见口渴，此时自当仍用桂苓五味甘草汤；一种因病重药轻，未能控制支饮发作，而见眩冒，呕吐不渴，此时自当继用苓甘五味姜辛汤，复加半夏散寒化饮，只为避免躁动冲气之故，姜、辛已减剂量。

【原文】

水去呕止，其人形肿者，加杏仁主之。其证应内麻黄，以其人逐痹，故不内之。若逆而内之者，必厥。所以然者，以其人血虚，麻黄发其阳故也。（39）

苓甘五味加姜辛半夏杏仁汤方

茯苓四两　甘草三两　五味子半升　干姜三两　细辛三两　半夏半升　杏仁半升（去皮尖）

上七味，以水一斗，煮取三升，去滓，温服半升，日三。

【译解】

支饮呕冒用苓甘五味姜辛半夏汤治疗后，脾胃调和，则呕冒得止。但因反复咳嗽，肺失通调，水溢皮肤，故见身形浮肿，治疗于前方加杏仁一味宣利肺气，令气降水行，寒饮得散而身肿自消。宣肺利水本当首选麻黄，今为何弃而不用？其理在于患者本有尺脉微、手足痹等气血虚弱之象，麻黄虽为宣肺利水之上品，但也有伤阴耗血之弊，用之必有厥逆之误，而杏仁既能宣肺利水，又无伤阴耗血之弊，用此正宜。

【原文】

若面热如醉①，此为胃热上冲熏其面②，加大黄以利之③。（40）

苓甘五味加姜辛半杏大黄汤方④

茯苓四两（12克）　甘草三两（10克）　五味子半升（12克）　干姜三两（10克）

细辛三两（6克）　半夏半升（10克）　杏仁半升（10克）　大黄三两（10克）

上八味，以水一斗，煮取三升，去滓，温服半升，日三。

【注释】

①面热如醉：谓患者自觉颜面发热而潮红，犹如喝醉酒般。②胃热上冲熏其面：胃肠蕴热循阳明经上熏其面。《灵枢·经脉第十》说："手阳明之脉……其支者，从缺盆上颈，贯颊，入下齿中，还出挟口，交人中，左之右，右之左，上挟鼻孔""足阳明之脉，起于鼻之交頞中……下循鼻外，入上齿中，还出挟口环唇，下交承浆，却循颐后下廉，出大迎。循颊车，上耳前……循发际，至额颅。"手足阳明经脉皆上布于颜面，故曰"阳明主面"。③加大黄以利之：谓在苓甘五味加姜辛半夏杏仁汤基础上，加苦寒大黄以清泄胃热。④苓甘五味加姜辛半夏杏大黄汤方：在苓甘五味加姜辛半夏杏仁汤温肺化饮，降逆止呕，宣肺散水基础上，加苦寒大黄以清泄胃热。本方适用于体虚而支饮犯肺，兼胃热上熏者。临床以咳喘胸满、头面肢体水肿、面热如醉、腹满便秘等为主症。

【译解】

支饮患者在上述治疗过程中，如果面部发热潮红，就像喝醉酒一样。这是因为胃肠蕴热、邪热循着阳明经上冲熏灼于面部所致，可在前方中加大黄以泄热下行。

【原文】

先渴后呕，为水停心下，此属饮家，小半夏加茯苓汤主之。（41）

【译解】

"先渴后呕"，是因患者素为停饮之体，脾不散津上布故出现口渴，因渴而饮水，使水停心下，随胃气上逆而呕吐，故治疗应蠲饮降逆，利水下行，用小半夏加茯苓汤。小半夏汤蠲饮降逆止呕，加茯苓以增利水之功，使旧饮易除，新饮不留，呕吐自止。

【原文】

《外台》茯苓饮：治心胸中有停痰宿水，自吐出水后，心胸间虚气满，不能食。消痰气，令能食。

茯苓　人参　白术各三两　枳实二两　橘皮二两半　生姜四两

上六味，水六升，煮取一升八合，分温三服，如人行八九里，进之。

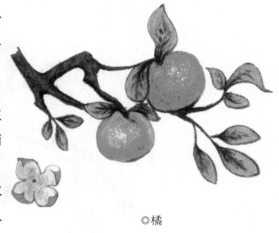

◎橘

【译解】

"心胸中有停痰宿水"，是因上、中二焦阳气先虚，脾不能散精上归于肺，故胸膈有痰饮宿水停积，脾为湿困，既不能为胃行其津液，则湿积为饮，饮凝成痰，所饮之水，积结胃中，胃气失降而水饮上逆则"吐出水"饮，饮邪虽有所去，但正气未复，"心胸间虚"，脾虚失运，气机阻滞，饮邪留于胸膈，虚气横逆胀满，故曰"气满，不能食"，上述病情，可归属狭义痰饮兼支饮之列，以脾虚痰滞为主，治当"消痰气，令能食"，亦即补脾祛痰、理气散饮之意。停痰宿饮得散，脾气健运，胃气恢复，则自能饮食。方用《外台》茯苓饮。

方中人参、茯苓、白术补脾益气，使脾阳健旺，停痰宿饮得以运化，更以枳实、橘皮利气消饮、和胃去满，重用生姜温散寒饮，并宣行中、上二焦之阳气，诸药配伍，祛痰扶正，使邪去而正不伤，面面俱到。方后所云"如人行八九里，进之"，意即约一小时服药一次。

后世四君子汤、五味异功散、六君子汤实从此方演变而来。

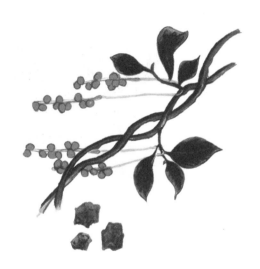

惊悸吐衄下血胸满瘀血
病脉证治第十六

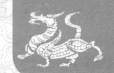

JINGJITUNÜXIAXUE
XIONGMANYUXUE
BINGMAIZHENGZHI

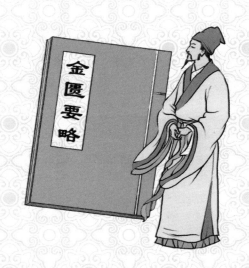

脉证十二条　方五首

【题解】

　　本篇论述惊、悸、吐、衄、下血和瘀血等病，而胸满仅是瘀血的一个症状，并非独立的病名。惊指惊恐，多为大惊卒恐而致，其症状可见精神不定，恐慌不宁；悸是自觉心中跳动，不能自主。一般认为，惊之证发于外，悸之证在于内。但受惊而致惊恐者必见心悸，而心悸又易并见惊恐，故常惊悸并称。吐、衄、下血和瘀血，皆为血脉之病。上述病症均与心和血脉密切相关，故合为一篇。

【原文】

　　寸口脉动而弱，动即为惊，弱则为悸。（1）

【译解】

　　人之心气素虚，则心神内怯，猝遇非常之变，而使心无所倚，神无所归，血气逆乱，因而寸口脉动乱失序，并见恐惧惊骇之状，故曰：动即为惊。如果心之气血两亏，心失充养，以致神虚怵惕，则寸口脉弱无力，故曰：弱则为悸。

【原文】

　　师曰：夫脉浮①，目睛晕黄②，衄未止；晕黄去，目睛慧了③，知衄今止④。（2）

【注释】

①夫脉浮：谓尺部脉较浮。《医统正脉》本作"尺脉浮"；"夫"为"尺"之误。②目睛晕黄：有两种含义，一是望诊时可见黑睛周围有黄晕，但与黄疸白睛发黄不同；二是患者自觉视物晕黄不清。③目睛慧了：与目睛晕黄相

反，一是他觉目睛清亮；二是自觉视物清晰。慧，灵敏；了，清晰明了。

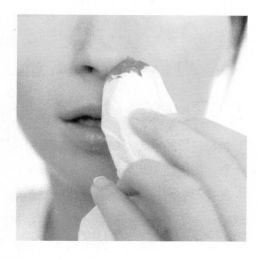

④知衄今止：本条根据脉证判断衄血的趋势。尺脉候肾。脉本应沉；肝藏血而开窍于目，肝肾同源，内寄相火。今尺脉浮盛，是肝肾阴虚，相火不潜而妄动之征；虚火上扰于目，则目眩晕黄；灼伤阳络，则衄血不止。反之，若晕黄去，目清睛明，说明阴复火降。热退血宁，故"知衄今止"。此时尺脉亦当平静，而无浮躁之象。

【译解】

老师说：病人尺部脉呈现浮象，黑睛周围有一圈黄晕，视物也昏黄不清，说明衄血没有停止。如果眼睛黄晕消退，视物清楚，说明衄血将会停止。

【原文】

又曰：从春至夏衄者太阳，从秋至冬衄者阳明①。（3）

【注释】

①从春至夏衄者太阳，从秋至冬衄者阳明：本条指出季节气候与衄血的关系，以辨衄血的病位病机。"阳络伤则血外溢，血外溢则衄血"，故衄血是多种原因损伤阳络所致。手足太阳经、手足阳明经皆循行到鼻，故鼻衄与太阳、阳明关系密切。

【译解】

又说：从春季到夏季衄血者，为病在太阳之表；从秋季到冬季衄血者，为病在阳明之里。

【原文】

衄家①，不可汗，汗出必额上陷脉紧急②，直视不能眴③，不得眠④。（4）

【注释】

①衄家：指经常患衄血病的人，借以说明患者的宿疾或素体因素。②额上陷脉紧急：指额部两旁凹陷处的动脉紧张拘急。陷脉，额部太阳穴处的动脉。③直视不能眴：谓两目直视，眼球不能灵活转动。眴（音顺），同瞬，指眼球转动。④不得眠：难以入眠。本条指出衄家禁汗以及误汗后的变证。经常衄血之人，阴血必亏；即使感受外邪患表证，也当滋阴养血疏表，而不可纯用辛温峻汗之剂。盖血汗同源，误汗则更伤阴血。脉为血之府，脉道失于濡养故陷脉紧急；血不养目，则两目直视而睛不动；血不养心，则神不内守故难以入眠。

【译解】

经常流鼻血的病人，不能使用发汗剂。如果误用发汗法，就会使额部的陷脉紧张拘急，双目直视，眼球不能灵活转动，难以入眠。

【原文】

病人面无色①，无寒热。脉沉弦者，衄②；浮弱，手按之绝者，下血③；烦咳者，必吐血④。（5）

【注释】

①面无色：谓患者面色苍白无华，是血脱失荣之征。《灵枢·决气》篇曰："血脱者，色白，夭然不泽。"《医统正脉》本作"面无血色"。②脉沉弦者，衄：沉脉候肾，弦脉属肝，病人面无血色，又见沉弦脉，为肝肾阴虚证，肝肾阴虚，阳气亢逆，血随气涌，可见衄血。③浮弱，手按之绝者，下血：此言脉象浮而弱，手按之即无。主虚阳外浮，阳不摄阴而阴血脱于下的下血证。④吐血：实际指咯血。

【译解】

　　病人面色苍白，毫无血色，没有发冷发热的现象。假如脉象沉弦者，是衄血失血证；脉浮取软弱无力，重按则无者，主下血失血证；如果患者伴见心烦、咳嗽者，必是咯血失血证。

【原文】

　　夫吐血，咳逆上气①，其脉数而有热，不得卧者死②。（6）

【注释】

①吐血，咳逆上气：吐血，指咯血而言。本证吐血与气逆咳嗽并见，血从肺来，必是咯血。②其脉数而有热，不得卧者死：这里指出咯血危候。咳逆上气必伤肺络，血随咳逆而咯出；咯血后更伤阴血，阴虚则火旺，虚火灼肺，肺失肃降，则咳逆更甚。如此咳逆咯血互为因果，形成恶性循环。

【译解】

　　咯血的病人，伴见咳嗽，气逆而喘，脉象频数，并且发热，不能平卧，烦躁不安的，这是阴竭阳浮，血脱气亡的危证，预后不良。

【原文】

　　夫酒客咳者①，必致吐血，此因极饮过度所致也②。（7）

【注释】

①酒客咳者：酒客咳，谓平素嗜好饮酒的人，又患咳嗽。这是因为饮酒过度，酒毒湿热内郁。积于胃而熏于肺，肺失肃降，故咳，进而灼伤肺络，还可致咯血。酒客，指长期嗜酒之人。②此因极饮过度所致也：说明本证的病因病机。酒为熟谷之液，体阴用阳，其性大热。若极饮过度，则胃中必酿生湿热；热蒸于肺，肺热气逆故咳嗽，灼伤肺络则咯血；进而酒热灼伤胃络，则必致吐血。

【译解】

平素嗜酒的人，发生咳嗽，很有可能导致吐血。这是由于饮酒过度、酿生内热、灼伤胃络所致。

【原文】

寸口脉弦而大，弦则为减①，大则为芤②，减则为寒③，芤则为虚④，寒虚相击，此名曰革⑤，妇人则半产漏下⑥，男子则亡血⑦。（8）

【注释】

①弦则为减：指脉象浮取虽弦劲有力，中取却无力而减之象。减，指脉力减小。②大则为芤：指脉象浮取虽宽阔而大，但中取却无力而空，呈大而中空之象。芤，葱的别名，在此指脉来虽浮大，但按之中空如葱管状。③减则为寒：谓外急中空之弦减脉，主真阳不足，阴寒内盛。④芤则为虚：谓浮大中空之大芤脉，主精血内虚。⑤寒虚相击，此名曰革：谓把精血亏虚之大芤脉与阳虚寒盛之弦减脉结合起来，就是革脉的形象。革，指革脉。以浮而搏指，中空外竖，如按鼓皮为特征。主精血大亏，虚阳外浮。⑥妇人则半产漏下：谓妇人诊得革脉则主半产、漏下。半产，也叫"小产"，指妊娠3个月以上，胎儿已经成形的流产。漏下，妇科杂病。指妇人在非经期之阴道出血，若出血量多且来势急剧者称"崩中"；出血量少，淋漓不断者称"漏下"。此处泛指崩漏。⑦男子则亡血：谓男子诊得革脉则主亡血证。亡血，指各种出血性疾患。虚劳病篇第12条在"亡血"后有"失精"二字。

【译解】

诊得寸口脉象弦而兼大。浮取虽像劲急有力的弦脉，但中取却力弱而减，呈外弦中弱之状，这种弦减脉主阳虚寒盛；浮取虽像宽阔之大脉，但中取却无力而空，呈大而中空之芤状，这种大芤脉主精血亏虚。把外弦中弱与大而中空结合起来，就是革脉的脉形特点。妇女见到革脉，就可能患流产或崩漏下血；男性见到革脉，可能患失血性疾病。

【原文】

亡血，不可发其表，汗出则寒栗而振。（9）

【译解】

患各种失血性疾病的人，一般不能使用发汗解表剂。如果误用发汗剂，就会出现全身怕冷，甚至寒战发抖。

【原文】

病人胸满，唇痿舌青，口燥，但欲漱水不欲咽，无寒热，脉微大来迟，腹不满，其人言我满，为有瘀血。（10）

【译解】

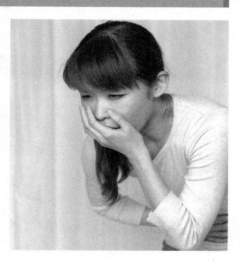

瘀血留滞，血不外荣，故唇痿；血瘀而色应于舌，故舌青；血瘀阻碍气血化津，不能上润，故口燥，但欲漱水不欲咽；"脉微大来迟"，大者主热，迟者主寒，今无寒热之症，乃因瘀血壅滞于下，气机堵塞于上，故脉微大，胸满；血行不畅，脉涩不利，故脉来见迟；瘀血结于腹部深处，所以外形不满，病人却感觉胀满，故腹不满，其人言我满，为有瘀血。

【原文】

病者如热状，烦满，口干燥而渴，其脉反无热，此为阴伏，是瘀血也，当下之。（11）

【译解】

瘀血阻滞，郁而化热，故病者自觉有热，心烦胸满，口干燥而渴，但诊其脉，并无热象，说明热不在气分，而伏于血分，为瘀血阻滞日久，郁而化热伏于阴分所致，治疗当以攻下瘀血为主。

【原文】

火邪①者，桂枝去芍药加蜀漆牡蛎龙骨救逆汤主之。（12）

桂枝救逆汤方

桂枝三两（去皮）　甘草二两（炙）　生姜三两　牡蛎五两（熬）　龙骨四两　大枣十二枚　蜀漆三两（洗去腥）

上为末，以水一斗二升，先煮蜀漆，减二升，内诸药，煮取三升，去滓，温服一升。

【注释】

①火邪：是指火劫，如用艾灸、烧针发汗之法。

【译解】

太阳伤寒，医以火法迫劫出汗，以致损伤心阳，阳气不化津液而成痰，迷于心宫，故见烦躁、惊悸、卧起不安，甚者发狂等证。治以桂枝去芍药加蜀漆牡蛎龙骨救逆汤，通阳镇惊，祛痰安神。方中桂枝、甘草扶助心阳；生姜、大枣调和营卫；蜀漆除痰化饮；牡蛎、龙骨收敛神气，安定神志，以治惊狂。诸药相合，使心阳奋起，痰浊消除，则惊止而神定。

【原文】

心下悸者，半夏麻黄丸主之。（13）

半夏麻黄丸方

半夏　麻黄等分

上二味，末之。炼蜜和丸，小豆大，饮服三丸，日三服。

【译解】

脾不健运，寒饮内停心下，水气上凌于心，故心下动悸。同时，寒饮上凌可影响到肺，或停于胃中影响到脾胃，故又可兼见喘息短气、头晕目眩、呕吐、心下痞等证。治以半夏麻黄丸，一宣一降，以蠲饮邪。方中用麻黄宣通肺气，以散水邪；半夏和胃降逆，以蠲寒饮。阳通饮除，动悸则愈。然而，阳气不能过分发散，停水不易速消，故以丸剂缓缓图之。

【原文】

吐血不止者，柏叶汤主之。（14）

柏叶汤方

柏叶　干姜各三两　艾三把

上三味，以水五升，取马通汁一升，合煮，取一升，分温再服。

【译解】

中气虚寒，气不摄血，血不归经而致吐血。"吐血不止"意为吐血时多时少，时吐时止，日久不愈。治以柏叶汤，温经止血。方中柏叶性清凉而降，折其上逆之势并可收敛止血；干姜、艾叶温中助阳，复气摄血，且散虚寒；马通汁微温，引血下行而止血，四药共奏温中摄血之效。

【原文】

下血，先便后血，此远血也，黄土汤主之。（15）

黄土汤方亦主吐血衄血。

甘草　干地黄　白术　附子（炮）　阿胶　黄芩各三两　灶中黄土半斤

上七味，以水八升，煮取三升，分温二服。

【译解】

中气虚寒，脾阳不足，气不摄血，大便下行，气亦下泄，血随之而下，故为先便后血之远血证。治以黄土汤，温脾摄血。方中灶中黄土，又名伏龙肝，配白术、附子、甘草温中祛寒，健脾通血；阿胶、生地养血止血；黄芩清热凉血坚阴，防止温药动血。诸药相合，振奋脾阳，统血使之循行脉中，则便血自止。

【原文】

下血，先血后便，此近血①也。赤小豆当归散主之②。方见狐惑中（16）

【注释】

①近血：谓出血部位较低，在直肠以下，距肛门较近。②赤小豆当归散主之：指出湿热便血证的治疗方剂。赤小豆当归散方用赤小豆甘酸性平，有利水除湿、解毒消肿、和血排脓之效，其量独重，为君药；以当归为臣，养血活血。祛瘀排脓消痈；浆水酸寒，清凉解毒，调中和胃，是为佐药。诸药配合，具有渗湿清热、养血活血、解毒排脓之效。适用于湿热毒邪蕴伏于大肠，灼伤阴络而致大便下血者。本方所治的"近血"，类似于"肠风""脏毒"下血，包括痔漏、肛裂、肛门周围脓肿等。临床可酌加炒槐花、地榆炭、侧柏炭、枳壳、火麻仁、苦参、黄连、黄柏等。

【译解】

患者大便下血，如果血液在前，大便在后，这是近血。用赤小豆当归散渗湿清热，解毒活血而止血。

【原文】

心气不足，吐血、衄血，泻心汤主之。（17）

泻心汤方　亦治霍乱。

大黄二两　黄连一两　黄芩一两

上三味，以水三升，煮取一升，顿服之。

【译解】

吐血、衄血属热盛的证治。心藏神，主血脉，若心火亢盛则迫血妄行则吐血、衄血；扰及神明故见心烦不安。治以泻心汤，清热泻火。方中黄连、黄芩清热降火，泄心经之热，心血自宁；大黄苦寒降泻，使气火下降，则血静而不妄行。三药合用，直折其热，火降而血止。

呕吐哕下利病脉证治第十七

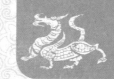

OUTUYUEXIALI
BINGMAIZHENGZHI

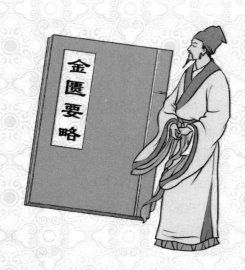

论一首 脉证二十七条 方二十三首

【题解】

本篇论述呕吐、哕、下利病的病因病机和证治。呕为有物有声；吐为有物无声；哕为无物有声，又称呃逆，是胃膈气逆所致。下利包括泄泻和痢疾。这些均属胃肠疾患，且可相互影响，合并发生，故合为一篇论述。

本篇所述病症，以中焦功能失调为主，但亦论及肾与肝胆。治疗原则依据《素问·太阴阳明论》中"阳道实，阴道虚"的理论，凡属实证、热证的，多责之于胃肠，治以和胃降逆，通腑去邪；属虚证、寒证的，多责之于脾肾，治以健脾温肾。

【原文】

夫呕家①有痈脓②，不可治呕，脓尽自愈③。（1）

【注释】

①呕家：指经常呕吐的患者。②痈脓：痈之成脓者为痈脓，此处的痈脓当属胃痈。③不可治呕，脓尽自愈：本条指出痈脓致呕的治疗禁忌。其精神在于说明治疗呕吐也必须审因论治，治病求本。痈脓致呕者不可治呕，例如宿食、毒物等所致呕吐者，亦不可治呕。盖呕吐仅是一个症状，任何病变有损于胃，使胃气上逆，皆可致呕吐。临床对呕吐有对症处理和病因治疗两个方面，应根据具体情况区别对待，而不可一概予以和胃降逆止呕法。如胃中痈脓呕吐者，本是

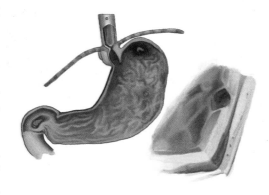

机体正气逐邪外出的反应，当以清热解毒、化瘀消痈排脓法，促使脓毒尽快排出。痈脓排尽，则呕吐自止；而不可单纯治呕，否则脓毒不得外出，反致留邪为患。

【译解】

患呕吐病的人，如果呕吐是因为痈脓而引起者，就不能单纯治疗呕吐，只有待脓毒排尽以后，呕吐才会自行停止。

【原文】

先呕却渴者，此为欲解；先渴却呕者，为水停心下，此属饮家。

呕家本渴，今反不渴者，以心下有支饮故也，此属支饮。（2）

【译解】

由于脾胃虚弱，健运失常，水湿停于胃中，影响气机升降，胃气上逆，内停之饮亦随之而出。若因吐而饮邪尽去，胃阳得复，则口中渴，这种先呕而后口渴者，为饮去阳复之征，故知此为欲解。若水饮停于胃中，中焦气化不利，津液不能上承，亦见口渴，然渴而饮入之水不化，更助水邪，蓄结心下而为饮，停饮内阻上逆而作呕，这种先渴而因饮水致呕的，属内停之饮所致，故云"此属饮家"。

【原文】

问曰：病人脉数，数为热，当消谷引食，而反吐者，何也？

师曰：以发其汗，令阳微，膈气虚，脉乃数。数为客热①，不能消谷，胃中虚冷故也。脉弦者，虚也。胃气无余，朝食暮吐，变为胃反。寒在于上，医反下之，今脉反弦，故名曰虚。（3）

【注释】

①客热：即虚热或假热，是相对于真热而言。

【译解】

病人脉数，数本主热，若胃有邪热，当消谷饮食为是，今不但不消谷而反呕吐，是因医生误用辛温发汗之品，损伤胃阳，以致胃中虚冷，不能腐熟运化水谷和降浊，其脉必数而无力。这种数脉并非胃有实热，而是胃气虚寒，虚阳浮越所产生的一种虚热，因是暂时性的假热，故曰："客热"。所谓"令阳微，膈气虚"，是因误汗损伤胃阳，耗损胃气，水谷之海功能失调，六腑之源必然不足，膈上胸中宗气禀受不足，故令阳微，膈气虚。

脉弦主寒，而曰虚者，是因胸膈阳虚在先，而后寒生也。又误用苦寒之品，损伤阳气，以致胃气虚寒更重。阳气不足，不能腐熟水谷，随同寒气上逆，故见朝食暮吐之症。名曰胃反。这种误下伤中，土虚木贼，虚寒上逆的弦脉，是不任重按的虚弦，与本书"痰饮篇"中"脉双弦者寒也，皆大下后善虚"其意相同。

【原文】

寸口脉微而数，微则无气①，无气则荣虚，荣虚则血不足，血不足则胸中冷②。（4）

【注释】

①微则无气：微脉的形态是细小而软、似有似无、欲绝非绝，主阳气虚衰。微则无气，说明从脉象的微弱无力，即可看出阳气虚衰。②血不足则胸中冷：谓气血俱虚，则胸中宗气亦虚，进一步导致胸中寒冷。这里指出胃反气血俱虚的病机。胃为水谷之海，气血生化之源。由于胃中虚冷，不能消磨腐熟水谷，营卫气血化源匮乏，所以气血阴阳俱虚，全身衰竭，这是胃反发展的必然结局。

【译解】

患者寸口脉微而兼数，微脉表示阳气虚衰，阳气虚衰则导致营虚，营虚就会引起血虚；如此，气血俱虚，则胸中宗气亦虚，进一步导致胸中寒冷。

【原文】

跌阳脉浮而涩，浮则为虚，涩则伤脾，脾伤则不磨，朝食暮吐，暮食朝吐，宿谷不化，名曰胃反。脉紧而涩，其病难治。（5）

【译解】

跌阳脉候脾胃之气，胃主纳以降为和，脾主运以升为健，胃降脾升，才能正常地腐熟消化，运化水谷精微到四肢百骸，五脏六腑，共同维护着后天之本的功能。故跌阳脉不应浮，浮则为胃阳虚浮，失其和降，故曰"浮则为虚"；跌阳脉不当涩，涩则为脾阴受损，健运失常，精微之气得不到敷布，故曰"涩则伤脾"。脾胃两虚，升降失职，运化不能，故无法腐熟消磨谷食，纳入之物，势必上出而吐，形成以朝食暮吐、暮食朝吐、宿谷不化为特征的胃反证。

胃反病出现脉紧而涩，紧脉为阳虚有寒，涩脉为津亏而燥，既紧且涩，说明因虚而寒，因寒而燥。该胃反属阴阳两虚，如温阳则损伤其阴，补阴则有碍阳复，故曰"其病难治"。

【原文】

病人欲吐者，不可下之。（6）

【译解】

欲吐，是将吐未吐之意，病人欲吐，为病邪在上，正气驱邪之象。治宜因势利导，顺其病势，可用吐法。若使用下法，则逆其病势，反使邪气内陷，正气受损，加重病情。所以说病人欲吐，不可用攻下之法。

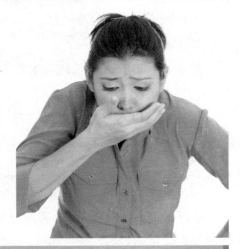

【原文】

哕而腹满①，视其前后②，知何部不利，利之即愈③。（7）

【注释】

①哕而腹满：谓哕逆与腹满并见。这是实邪内阻，浊气不得下泄，而使胃气上逆所致。哕，又称哕逆、呃逆，以症状命名的病症。临床以气逆上冲，喉间呃呃连声。声短而频，令人不能自制为主症。②视其前后：了解患者的大小便情况。视，观察、了解；前后，小便、大便。③知何部不利，利之即愈：本条指出里实致哕逆的辨证思路及治法。主要精神在于说明临床治病，必须审证求因，审因论治，治病求本，解决了导致哕逆的原始病因，则不治哕而哕逆自止。通利二便法主要是针对实证哕逆而言，五苓散、猪苓汤、大黄甘草汤、承气汤类方，皆可随证选用。

【译解】

病人哕逆，并伴有腹部胀满时，应注意观察了解他的二便情况。弄清是大便不通或是小便不利，使二便通利，哕逆即可自愈。

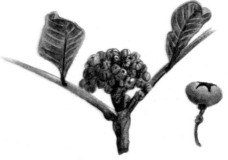

【原文】

呕而胸满者，茱萸汤主之。（8）

茱萸汤方

吴茱萸一升　人参三两　生姜六两　大枣十二枚

上四味，以水五升，煮取三升，温服七合，日三服。

◎ 吴茱萸

【译解】

呕而胸满者原因较多，从茱萸汤作用推测，本证呕而胸满是因胃阳不足，寒饮凝聚，浊阴内阻，胃失和降，上逆作呕；阴寒上乘，胸阳被郁，故胸满不舒，治以吴茱萸汤散寒降逆，温中补虚。方中吴茱萸、生姜降逆散寒，温阳化饮；人参、大枣益气补虚。吴茱萸、生姜大辛大温，以温通阳气而消阴邪，与大枣、人参甘润同伍，以达温而不燥，补而不滞之效，是遵《素问·至真要大论》："寒淫所盛，平以辛热、佐以甘苦"之意。

【原文】

干呕、吐涎沫、头痛者，茱萸汤主之。方见上。（9）

【译解】

干呕，有声无物，由于脾胃虚寒，不能升清降浊，寒饮停滞，壅塞胸中，肝气失调，疏泄失职，湿浊之气上逆则见干呕、吐涎沫；胸中寒浊壅塞，清阳不升，浊阴随肝气之逆而上冒，故见头痛（巅顶痛）。此外亦可见胸胁满闷、心下痞、舌苔白腻、脉弦滑等症。治以吴茱萸汤温中散寒止痛，降逆止呕。

【原文】

呕而肠鸣，心下痞者，半夏泻心汤主之。（10）

半夏泻心汤方

半夏半升（洗）　黄芩三两　干姜三两　人参三两　黄连一两　大枣十二枚，甘草三两（炙）

上七味，以水一斗，煮取六升，去滓，再煮取三升，温服一升，日三服。

【译解】

本条述证表现为，上有呕吐，下有肠鸣，中有痞阻。其病机为寒热互结于中焦，脾胃气机升降失调。胃气上逆则作呕吐，脾失升清而下陷则肠鸣或泄泻，因其病变在中焦，故"心下痞"为其主要特征。方用半夏泻心汤散结除痞，和胃降逆。方中半夏、干姜辛开温散、降浊除痞；黄芩、黄连苦寒降火，泄其结热；人参、甘草、大枣温补中气，脾健则能升，胃和则能降。诸药合用辛开苦降，扶正祛邪，使中焦气机调畅，诸症自愈。

【原文】

干呕而利者，黄芩加半夏生姜汤主之。（11）

黄芩加半夏生姜汤方

黄芩三两　甘草二两（炙）　芍药二两　半夏半升　生姜三两　大枣十二枚

上六味，以水一斗，煮取三升，去滓，温服一升，日再，夜一服。

【译解】

由于饮食所伤，湿热内扰，肝胆不和，热犯胃肠，以致升降失调，胃气上逆，故干呕；邪热下迫，大肠传导失常则下利。治用黄芩加半夏生姜汤，以黄芩汤清热止利为主，辅以半夏、生姜和胃降逆。

【原文】

诸呕吐[①]，谷不得下[②]者，小半夏汤主之[③]。方见痰饮中（12）

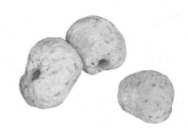

◎半夏

【注释】

①诸呕吐：泛指各种原因所致的呕吐。本条实际指水饮停胃、胃失和降所致的呕吐。②谷不得下：由于剧烈的恶心呕吐而不能进饮食。因胃寒不化，饮停心下，胃失和降所致。谷，指食物。③小半夏汤主之：指出胃寒停饮呕吐的治疗方剂。

【译解】

各种呕吐，以至于不能进饮食的，用小半夏汤主治。

【原文】

呕吐而病在膈上[①]，后思水者解[②]，急与之[③]。思水者，猪苓散主之[④]。（13）

猪苓散方

猪苓　茯苓　白术各等分（各30克）

上三味，杵为散，饮服方寸匕（6~9克），日三服。

【注释】

①呕吐而病在膈上：谓胃中停饮上逆膈间而致呕吐；并非呕吐而致膈上有病。②后思水者解：谓呕吐之后，口渴想饮水者，是水饮随呕而去，邪去正安，呕吐病向愈之征。③急与之：谓口渴欲饮水者，当及时给他喝水。④猪苓散主之：方以白术益气健脾运湿，茯苓、猪苓淡渗利水，导温下行，共奏健脾利水化饮之效，用于水饮导致呕吐后的调治。

【译解】

病人由于胃中停饮上逆膈间而引起呕吐，呕吐后如果口渴想喝水，这是饮随呕去，病情解除的征象，应当及时给他喝水。如饮水过多，造成新的停饮，可服猪苓散调治。

【原文】

呕而脉弱，小便复利①，身有微热，见厥者难治，四逆汤主之。（14）

四逆汤方

附子一枚（生用） 干姜一两半 甘草二两（炙）

上三味，以水三升，煮取一升二合，去滓，分温再服，强人可大附子一枚，干姜三两。

【注释】

①复利：自利清长。

【译解】

病由脾肾阳衰，故脉来而弱；阳衰阴盛，胃中阴寒上逆故见呕吐清水；阴盛阳弱，肾气不固，故小便自利清长；阳衰不暖四末，故四肢厥冷；阴寒内盛，格阳于外，则身微热；此为阴盛阳微的危重证，大有阳气欲脱之势，故曰"难治"。治宜四逆汤回阳救逆，去寒消阴。方中附子温暖肾阳；干姜温脾胃散阴寒，以降寒逆；甘草健脾和胃，以缓其急。吴谦认为"甘草得姜、附，鼓肾阳温中寒，有水中暖土之功，姜、附得甘草，通关节走四肢，有逐阴回阳之力"，三味相伍，大有回阳救逆之功。

【原文】

呕而发热者①，小柴胡汤主之②。（15）

小柴胡汤方

柴胡半斤（24克）　黄芩三两（10克）　人参三两（10克）　甘草三两（10克）　半夏半斤③（12克）　生姜三两（10克）　大枣十二枚（4枚）

上七味，以水一斗二升，煮取六升，去滓再煎④，取三升，温服一升，日三服。

【注释】

①呕而发热者：呕吐并伴有往来寒热。由少阳胆热犯胃、胃气上逆所致。多伴有口苦咽干、胸胁苦满等症。②小柴胡汤主之：指出少阳胆热犯胃呕吐证的治疗。小柴胡汤方重用柴胡为君药，苦辛性凉，轻清升散，疏邪解郁；黄芩为臣，苦寒泻火，君臣相合，和解少阳之邪热；半夏、生姜和胃降逆止呕；人参、甘草、大枣益气健脾，扶正达邪，共为佐使。诸药配合，具有和解少阳、降逆止呕、扶正达邪之功，适用于少阳胆热犯胃之呕吐证。临床将本方用于治疗热证、呕吐、胁痛、黄疸、疟疾、癫痫等疾病，证属热郁少阳者。③半夏半斤：《伤寒论》及《医统正脉》本都作"半升"，当是。"斤"为"升"之误。④去滓再煎：谓去掉药渣，把初次煎得的药液再煎煮浓缩。

【译解】

病人呕吐而心烦，并伴有往来寒热者，用小柴胡汤主治。

【原文】

胃反呕吐者，大半夏汤主之。《千金》云："治胃反不受食，食入即吐。《外台》云：治呕，心下痞硬者。"（16）

大半夏汤方

半夏二升（洗完用）　人参三两　白蜜一升

上三味，以水一斗二升，和蜜扬之二百四十遍，煮取二升半，温服一升，余分再服。

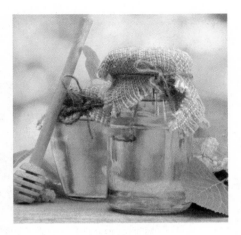
◎ 蜂蜜

【译解】

如原文第5条所述，胃反呕吐的主要症状是朝食暮吐，暮食朝吐，宿谷不化；其病机为脾胃虚寒，胃虚不降，脾虚不升，食入不能腐熟消化，则反出于胃而呕吐；由于健运失职，不能化气生津以滋润大肠，可见心下痞，大便燥结如羊屎。故治以大半夏汤和胃降逆，补虚润燥。方中半夏降逆止呕；人参益气补虚，白蜜甘润和中，且可缓解半夏之燥，三味相伍，应用于虚寒胃反。

【原文】

食已即吐者，大黄甘草汤主之。《外台》方：又治吐水。（17）

大黄甘草汤方

大黄四两　甘草一两

上二味，以水三升，煮取一升，分温再服。

【译解】

"食已即吐"是食入于胃，旋即尽吐而出。此乃实热壅滞于肠胃，腑气不畅，以致在下则肠失传导而便秘；在上则胃不能纳谷以降，且火性急迫上冲，随胃热上冲而食已即吐；治用大黄甘草汤泄热去实，大便通，胃气和，则呕吐自止。方中大黄荡涤肠胃，推陈出新；甘草和胃安中，且缓和大黄，攻下泻火而不伤胃。

《素问·至真要大论》曰："诸逆冲上，皆属于火。"本条食已即吐，可见吐势急迫，其病机当责胃热上冲。除食已即吐外，可兼面赤口渴、口臭、大便秘结、舌红苔黄、脉滑数等，用大黄甘草汤泄热通便，使积热下行，胃气得降，呕吐自愈。

【原文】

胃反，吐而渴欲饮水者，茯苓泽泻汤主之。（18）

茯苓泽泻汤方　《外台》云：治消渴脉绝，胃反吐食之，有小麦一升。

茯苓半斤　泽泻四两　甘草二两　桂枝二两　白术三两　生姜四两

上六味，以水一斗，煮取三升，内泽泻，再煮取二升半，温服八合，日三服。

【译解】

原文"胃反"，乃反复呕吐之意，由于胃有停饮，失其和降，上逆而吐；饮停不化，脾不输津，液不上承，故口渴欲饮。由于水饮上泛，故呕吐频作，因渴复饮，脾虚失运，更助饮邪，饮动于内，升降失职，又会加重呕吐，如此，愈吐愈饮，愈饮愈渴，致成呕吐不止的胃反现象。故以茯苓泽泻汤治之。方中茯苓健脾利水，白术健脾化湿，桂枝温阳化饮，甘草和中安胃，生姜温胃散饮止呕，泽泻导水下行。诸药相伍，使气化水行，呕渴自止。

【原文】

吐后，渴欲得水而贪饮者①，文蛤汤主之②。兼主微风，脉紧头痛③。（19）

文蛤汤方

文蛤④五两(15克)　麻黄三两（10克）　甘草三两（10克）　生姜三两（10克）　石膏五两（15克）　杏仁五十枚（10克）　大枣十二枚（4克）

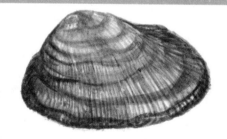

◎文蛤

上七味，以水六升，煮取二升，温服一升，汗出即愈。

【注释】

①吐后，渴欲得水而贪饮者：指出吐后郁热津伤口渴贪饮证。"呕家本渴"，

渴为欲解。呕吐后口渴欲饮水，为饮去阳复，津液暂时不足的现象，只需"少少与饮之，令胃气和则愈"。如果患者呕吐后口渴多饮，甚至贪饮不止者，则属病理变化。贪饮，口渴急切而多饮水，饮后渴仍不解。此属吐后津伤，又有热郁于内，进一步耗津所致。②文蛤汤主之：指出吐后郁热津伤口渴贪饮证的治疗。文蛤汤即大青龙汤去桂枝加文蛤而成，具有清泄郁热，透表达邪之效。适用于吐后津伤、热郁在内的证候。③兼主微风，脉紧头痛：此属风寒束表之证，文蛤汤方中麻黄、杏仁、生姜具有较强的发表散邪功效，故可治兼有风寒束表之脉紧、头痛者。④文蛤：为软体动物帘蛤科文蛤的贝壳。又名海蛤壳。性味咸、平，具有清凉润燥、生津止渴、散热结之功。

【译解】

患者呕吐以后，感到口渴想喝水，并且贪饮渴不止者，用文蛤汤主治。本方兼治外感风寒，出现脉紧、头痛者。

【原文】

干呕，吐逆，吐涎沫，半夏干姜散主之。（20）

半夏干姜散方

半夏　干姜等分

上二味，杵为散，取方寸匕，浆水一升半，煎取七合，顿服之。

【译解】

干呕，吐逆，吐涎沫可以同时发生，也可单独出现，在病机上都属于中阳虚弱，运化无力，胃气不能正常顺降，虚寒之气上逆所致。如中阳不足，胃寒气逆，则干呕、吐逆；寒饮不化，聚而为痰，随胃气上逆，则口吐涎沫，即所谓"上焦有寒，其口多涎"。治用半夏干姜散，温中散寒，降逆止呕。半夏辛燥，能化饮开结，善降逆气；干姜辛热，温胃散寒。方中浆水煮服，取其甘酸能调中止呕，"顿服"者，意在集中药力，以图速效。

【原文】

病人胸中似喘不喘，似呕不呕，似哕不哕，彻心中愦愦然无奈①者，生姜半夏汤主之。（21）

生姜半夏汤方

半夏半升　生姜汁一升

上二味，以水三升，煮半夏，取二升，内生姜汁，煮取一升半，小冷，分四服，日三夜一服。止，停后服。

【注释】

①彻心中愦愦然无奈：彻，通彻、通联之意。"心中"，指胸胃之意。形容病人自觉胸胃烦乱不已，有无可奈何之状。

【译解】

胸为气海，是清气出入升降之道路，且内居心肺，下邻脾胃。若寒饮搏结于胸胃，胸阳阻滞，欲伸不能，气机不能正常升降和出入，邪正相搏，胃气亦因之失和。故见寒饮扰胸，肺气不利，有似喘不喘之症；饮扰于胃，胃失和降，则见似呕不呕，似哕不哕之症。病势有欲出而不能，欲降而不得，以致心胸中苦闷不堪，有无可奈何之状，即所谓"彻心中愦愦然无奈"。治以生姜半夏汤，辛散寒饮，以舒展胸阳，畅达气机，则诸症可除。

【原文】

干呕哕，若手足厥者，橘皮汤主之。（22）

橘皮汤方

橘皮四两　生姜半斤

上二味，以水七升，煮取三升，温服一升，下咽即愈。

【译解】

干呕与呃逆在病机上基本相同，均是胃气失和、其气上逆所致。辨证亦有寒热虚实之分。若寒气滞于胸膈，胸阳不能伸展，寒气上逆则作呕；寒气闭阻于胃，中阳被郁，阳气不能达于四末，故手足厥冷。治以橘皮汤散寒降逆，通阳和胃。方中橘皮理气和胃；生姜散寒降逆止呕，二味合用，使寒邪去除，阳气宣通，胃气和降，则干呕、哕与厥冷自愈，故方后云"下咽即愈"。

【原文】

哕逆者，橘皮竹茹汤主之。（23）

橘皮竹茹汤方

橘皮二升　竹茹二升　大枣三十枚　生姜半斤　甘草五两　人参一两

上六味，以水一升，煮取三升，温服一升，日三服。

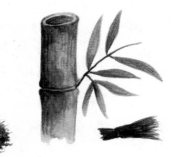

◎竹茹

【译解】

原文述证简略，以药测之，可知本条所论之呃逆，是由于胃中虚热、气逆上冲所致，故可伴见虚烦不安、少气、口干、手足心热、脉虚数等症。此承上条胃寒气逆而进一步阐述胃虚有热气逆作哕，以强调临证之中确有虚实寒热之分。所用橘皮竹茹汤补虚清热，和胃降逆。方中橘皮理气健胃，和中止呕，竹茹清热和胃止呕逆，生姜降逆开胃，人参、大枣、甘草补虚和中，诸药合用，虚热得除，胃气和降，则哕逆自愈。

【原文】

夫六府气绝于外者[①]，手足寒，上气[②]，脚缩[③]；五脏气绝于内[④]者，利不禁[⑤]，下甚者，手足不仁[⑥]。（24）

【注释】

①六府气绝于外者：指六腑之气虚衰于外。人体以脏腑为本，五脏六腑各司其职，六腑属阳，阳主卫外，其气行于表。由于六腑之气虚衰，则外不足以行表；又六腑以胃为本，诸腑皆受气于胃，故胃阳虚衰，则诸腑之气皆衰。

六腑气绝于外可见诸多症状，胃阳虚衰失于和降则为呕、哕；不能通达于四末，则为手足寒冷；筋脉失于温煦则见蜷卧脚缩。府，同腑；绝，作"虚衰"解。②上气：谓气逆于上，可见喘促、呕吐、呃逆。③脚缩：谓下肢挛缩或蜷缩。脚，指下肢。④五脏气绝于内：指五脏之气衰竭于内。五脏属阴，阴主内守，其气行于里。五脏以脾肾为本，诸脏之气皆发源于肾、滋养于脾，故五脏之气虚衰，关键是脾肾气衰。脾肾气衰，则脏气不能固摄而泄利不禁；下利过于剧烈，势必重伤阴血，四肢筋肉失于濡养，故手足麻木不仁。⑤利不禁：谓泄泻严重而长期不止，甚则滑脱不禁。因脾肾阳气虚衰，不能温摄内守所致。⑥手足不仁：即手足的感觉功能迟钝或丧失而麻木不仁。此由久利阳气虚衰，阴血亏竭，血行涩滞，四末失于温养所致。

【译解】

六腑之气虚衰不能外达，病人就出现四肢寒冷、气逆于上（喘促、呕哕）、两腿蜷缩等。五脏之气虚衰不能内守，病人可出现泄泻，甚至滑脱不禁；如果泄泻特别严重，日久就会出现手足麻木不仁。

【原文】

下利脉沉弦①者，下重②；脉大者，为未止③；脉微弱数者，为欲自止④，虽发热，不死。（25）

【注释】

①下利脉沉弦：沉脉主里，弦为肝脉、主痛。下利见脉沉而弦，是病邪入里，阻滞气机，肝气不调，故见利下不爽、腹痛里急后重。②下重：指腹痛窘迫，时时欲泻，肛门重坠，便出不爽，即里急后重。此为痢疾之症。③脉大者，为未止：《素问·脉要精微论》曰："大则病进。"大脉主邪气盛，故下利见脉大者，判断其病势发展，下利尚不会停止。④脉微弱数者，为欲自止：下利诊得微弱而数脉，微弱者正气不足，但邪气亦衰；脉数者余邪未尽，但阳气渐复。故判断其下利将逐渐减轻，自行停止。

【译解】

下利的病人，诊得脉象沉弦者，必定有腹痛里急后重的现象；如果脉象大者，说明病势正盛，下利暂时尚不会停止；如果脉象微弱而数，说明邪势已衰，正气渐复，下利将自行停止；此时患者虽然有些发热，属阳复之征，不会有什么危险。

【原文】

下利，手足厥冷，无脉者[1]，灸之[2]；不温，若脉不还，反微喘者死[3]。少阴负趺阳者，为顺也。（26）

【注释】

[1]无脉者：指脉沉微欲绝，似有似无。此属下利后阴脱阳亡之危证，因阳气衰微，鼓动无力；阴液耗竭，脉道不能充盈所致。

[2]灸之：对于亡阳厥逆危证，调配汤药恐缓不济急时，可连用艾灸法以急救回阳。原文未明确灸哪些具体穴位，根据病

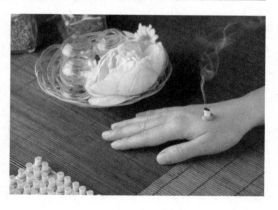

情病机，一般可以选关元、气海、足三里等穴。[3]不温，若脉不还，反微喘者死：谓艾灸后手足仍然不转温，脉搏仍然不恢复，反而出现微喘的，这是阴阳离决、生机将灭的死证。

【译解】

病人下利后，出现四肢手足冰凉，脉搏摸不着，急用灸法治疗。灸后手足仍然不转温，如果脉搏不恢复，反而出现微喘的，是阴阳离决的死证。如果少阴经的太溪脉弱于阳明经的趺阳脉，则说明胃气犹在，是顺证，尚可救治。

【原文】

下利，有微热而渴，脉弱者，今自愈①。（27）

【注释】

①下利，有微热而渴，脉弱者，今自愈：下利，指虚寒下利。虚寒下利，必阳虚阴盛，临床多表现为无热畏寒，口淡不渴等。今患者出现微热而口渴，是阳气来复之兆；脉弱提示邪气亦衰。脉证合参，此为阳气渐复而阴邪消退，故主病情减轻向愈。

【译解】

虚寒下利的病人，出现了轻微发热和口渴，脉见弱象，这是阳气恢复邪气减退之征，病将向愈。

【原文】

下利，脉数，有微热，汗出，今自愈；设脉紧，为未解。（28）

【译解】

虚寒下利的病人，出现了数脉，身上有轻微的发热和出汗，这是阳气恢复的征象，病情将自行好转。假如脉现紧象，这是阴寒仍盛之征，病未解除。

【原文】

下利，脉数而渴者，今自愈。设不差，必清脓血，以有热故也。（29）

【译解】

虚寒下利的病人诊得数脉，并且口渴，这是阳气恢复的征象，病将向愈。假如没有痊愈，患者有可能出现大便脓血的症状。这是因为阳复太过、化热灼伤阴络的缘故。

【原文】

下利，脉反弦，发热身汗者，自愈。（30）

【译解】

虚寒下利的病人，反而出现弦脉，身体发热而出汗，这是阳气恢复的征象，病将自愈。

【原文】

下利气者①，当利其小便②。（31）

【注释】

①下利气者：指下利而又矢气，气随利失，矢气频频。多由湿浊内盛、困脾不运、壅滞气机所致。患者在腹泻的同时，又矢气频频，并伴腹胀肠鸣、小便不利等症。②当利其小便：指出湿阻气机壅滞，下利矢气的治法。通过利小便，以分利肠中的湿邪，使湿去气畅，则泄利自止而矢气亦除。利小便以实大便，是中医治疗湿泄的重要法则，原文未出方剂，仲景五苓散可供选用。后世医家受其启发，提出"治湿不利小便，非其治也"的名言，并在治疗泄泻时，创立"急开支河"法。

【译解】

病人泄泻而又频频矢气的，这是湿邪内盛、壅滞气机所致，应当用通利小便法来治疗。

【原文】

下利①，寸脉反浮数，尺中自涩者，必清脓血②。（32）

【注释】

①下利：指热利，或湿热下利。②寸脉反浮数，尺中自涩者，必清脓血：通

过脉象分析其病机，为阳热气盛而阴血不足，必将热入血分，灼伤阴络，故知患者当有便下脓血之症。盖寸脉属阳主气，浮数主阳热盛；下利多属里证，脉当沉而不浮；若属寒证，脉应沉迟。如今下利脉不沉迟而反浮数，则知非阴寒下利，而属阳热所致。尺脉属阴主血，脉涩则营血滞涩不畅。清脓血，即下利便脓血。清，同"圊"，厕所；活用为动词，作"排便"解。

【译解】

下利的病人，寸部脉反而呈浮数，尺部脉呈涩象，这是阳热邪气伤及阴血之征，患者必定有利下脓血的症状。

【原文】

下利清谷①，不可攻其表，汗出必胀满②。（33）

【注释】

①下利清谷：指泻下粪便稀薄清冷，夹有未消化的食物残渣。因脾肾阳气衰微，阴寒内盛，不能温煦腐熟水谷所致。下利，包括泄泻与痢疾。清谷，即完谷不化。

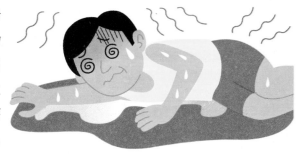

②不可攻其表，汗出必胀满：指出虚寒下利禁用汗法以及误汗后的变证。下利清谷，是脾肾阳气衰微，不能温煦腐熟水谷所致。此时纵有邪气束表，也应急温其里，而不可单纯用汗法解表。若误发其汗，则阳气更虚，阴寒更盛，以至于发生腹部胀满的变证。此即《素问·异法方宜论》所谓的"脏寒生满病"。

【译解】

患者下利，泻下的粪便稀薄清冷，伴有未消化的食物残渣，此时尽管有太阳表证，也不能用发汗法解表。如果误用发汗法，病人必定出现腹部胀满。

【原文】

下利，脉沉而迟①，其人面少赤，身有微热②，下利清谷者，必郁冒③，汗出而解。病人必微热④。所以然者，其面戴阳⑤，下虚故也。（34）

【注释】

①下利，脉沉而迟：此指脾肾阳虚，失于温摄之虚寒下利。②其人面少赤，身有微热：谓患者面红如妆、游移不定，同时身上微微发热。此属里真寒而外假热，由阳虚阴盛，内盛之阴寒邪气格拒虚阳浮越所致。本证当急用通脉四逆汤类方破阴回阳，通达内外。③郁冒：谓郁闷而头目昏瞀的症状。④微热：《伤寒论》及《医统正脉》本皆作"微厥"。"热"为"厥"之误。⑤戴阳：证候名。为阴寒盛于下，格拒虚阳浮越于上的真寒假热证。以两颧色淡红如妆、游移不定为特征。

【译解】

患下利病，脉象沉而迟，病人面色微微发红，身上微微发热，利下物稀薄清冷，夹杂有未消化的食物残渣，四肢必定还有厥冷现象。病人感到郁闷不舒，头昏目瞀，只要有汗出就能缓解。之所以会出现这种情况，是因为虚阳浮越郁于面部、下焦阳气虚衰的缘故。

【原文】

下利后脉绝①，手足厥冷，晬时脉还②，手足温者生，脉不还者死③。（35）

【注释】

①下利后脉绝：谓患者下利以后，诊不到脉搏。这是由于剧烈下利之后，阴液耗竭，阳气暴脱所致。②晬时脉还：谓观察一昼夜，患者的脉搏逐渐恢复。晬（音醉）时，一周时，即一昼夜。《集韵》曰："晬时者，周时也。"③脉不还者死：谓观察一昼夜，患者的脉搏仍然不恢复者，预后不良，必属死症。本条指出暴利后阴竭阳脱证预后的观察方法。下利后肢厥脉绝，临床有两种

情况：一是暴病暴利，正气暂时暴脱，如本条所论；另一种病程较久，正气耗伤殆尽而脉绝肢厥。前者暴病，虽进展迅速，但本元之气未散，故可待晬时之后，正气渐复而有生机；若能救治得法，多可挽回，应速服四逆汤类方，或并用灸法急救之。后者病久痼疾，发展虽缓，但危机先伏，本元之气已散；虽候于晬时之后，或积极救治，多无恢复之望，故预后不良。

【译解】

患者剧烈地下利以后，脉搏几乎消失而摸不着，四肢冰凉。若经过一昼夜后，患者的脉搏渐渐恢复，手足逐渐转温暖，则提示阳气渐复，尚有生机，可以救活；若脉搏不能恢复的，则毫无生机，必死无疑。

【原文】

下利，腹胀满，身体疼痛者，先温其里，乃攻其表。温里宜四逆汤，攻表宜桂枝汤。（36）

四逆汤方见上。

桂枝汤方

桂枝三两（去皮）　芍药三两　甘草二两（炙）　生姜三两　大枣十二枚

上五味，㕮咀，以水七升，微火煮取三升，去滓，适寒温，服一升，服已，须臾啜稀粥一升，以助药力，温覆令一时许，遍身漐漐①，微似有汗者益佳，不可令如水淋漓。若一服汗出病瘥，停后服。

【注释】

①漐（zhí）漐：汗出之状。

【译解】

由于脾肾阳虚，阴寒内盛，运化失司，故下利腹胀满；又因风寒外袭，邪滞于表，故身体疼痛。本证为表里皆病。根据表里同病的治则，一般先治表，后治里，或表里同治，但对里虚寒急者，则应先救里而后治表。若强行解表，汗之则阳气更伤，甚则可能导致内外皆脱之危候，故先用四逆汤温里，待里阳气恢复，下利已除，表证仍在，再用桂枝汤调和营卫，以解表邪。

【原文】

下利三部脉皆平①，按之心下坚者，急下之，宜大承气汤。（37）

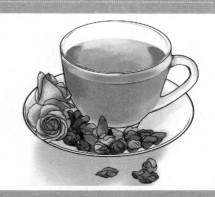

【注释】

①三部脉皆平：指寸、关、尺三部脉皆现平人脉象。

【译解】

下利有虚实之分，治法则攻补各异。若下利而脘腹胀满，按之坚硬，结合脉象，寸关尺三部脉既不虚浮而大，亦非沉微细弱，而是如平人之脉象。可知此下利绝非虚证，而是有形之实滞内结所致，正盛邪实，可用下法。若迁延日久，必致邪实正虚而攻补两难，故仲景提出"急下之"，用大承气汤急下其里实，实去坚消，腑气顺畅，利亦自止。此属"通因通用"之法。

【原文】

下利脉迟而滑者，实也。利未欲止，急下之，宜大承气汤。（38）

【译解】

临证时若下利而脘腹症状不明显者，当以脉象来辨别虚实。如见脉迟而滑实有力的，属实证。这里脉迟是因食积伤胃，积滞中阻，气机不畅所致；滑为食滞内结，正气不虚之征。积滞不消，腑气难和，则下利不止，故以急下之法，用大承气汤通腑去实，荡涤腐垢，则下利自止。

【原文】

下利脉反滑者，当有所去，下乃愈，宜大承气汤。（39）

【译解】

下利属里证，脉应沉，如属热，脉应数，如属寒，脉应迟，下利日久，必伤气阴，脉应细弱，今下利脉不沉，不数、不迟、亦不细弱，反见滑而有力之脉，是内有宿食之故。宿食积滞，郁而不消，热结旁流。正如《脉经》所载："脉来滑者，为病食也"。故原文指出"当有所去"。治疗可用大承气汤攻下，邪实一去，利即自愈，故云"下乃愈"。

【原文】

下利已差，至其年月日时，复发者，以病不尽故也，当下之，宜大承气汤。（40）

大承气汤方见痉病中。

【译解】

如下利已愈，但到一定时间又复发，多因病之初，治不彻底，或用涩药止利，以致邪未尽去，留于肠间，每遇气候时令变化，或因饮食失调，劳倦内伤等因素的影响，则再次发生下利。治疗当求其本，宗"通因通用"之法，以大承气汤攻下，清除肠间未尽之邪，方能痊愈。

【原文】

下利谵语者，有燥屎也，小承气汤主之。（41）

小承气汤方

大黄四两　厚朴二两（炙）　枳实大者三枚（炙）

上三味，以水四升，煮取一升二合，去滓，分温二服，得利则止。

【译解】

由于胃肠实热积滞，燥屎内结不去，致使下利臭秽黏滞；燥热上蒸，故见谵语。由于阳明实热，故常见心腹坚满，舌苔黄厚、干燥，脉滑数等症。治宜小承气汤通腑泄热，使实热去燥屎除，则谵语止，下利亦愈。

【原文】

下利便脓血者，桃花汤主之。（42）

桃花汤方

赤石脂（一斤一半到，一半筛末）　干姜一两　粳米一升上三味，以水七升，煮米令熟，去滓，温七合，内赤石脂末方寸匕，日三服。若一服愈，余勿服。

【译解】

虚寒下利便脓血，有湿热与虚寒之分，属湿热者，多见于初利，湿热瘀滞，热伤血络，热盛营腐所致。属虚寒者，多因久利不止，脏气虚寒，气血下陷，滑脱不禁所致。本条证即属后者，其所下之血，必色质紫暗，赤白相兼，并有腹痛喜按喜暖、精神萎靡、四肢酸软、口不渴、舌淡、苔白、脉微细而弱等症。治宜桃花汤温中涩肠以固脱。方中赤石脂为君，其性温味甘涩而质重，功能涩肠固脱；干姜温中散寒；粳米补虚安中。方后强调"内赤石脂末"冲服，是为增强涩肠固脱的功效。

【原文】

热利下重者，白头翁汤主之。（43）

白头翁汤方

白头翁二两　黄连三两　黄柏三两　秦皮三两

上四味，以水七升，煮取二升，去滓，温服一升。不愈，更服。

【译解】

热利，实指下利属于湿热者。由于湿热胶结于肠，腐灼肠道脉络，阻滞气机，秽浊之物欲出不能，故症见

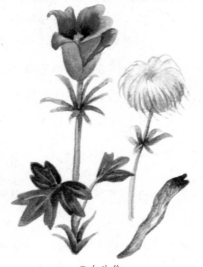

◎白头翁

里急后重，滞下不爽，下利秽恶脓血腥臭。由于湿热为患，大肠传导失职，升清降浊失常，故有发热、口渴、尿赤、肛门灼热、舌红苔黄腻、脉数等症。治以白头翁汤清热燥湿，凉血止痢。方中白头翁味苦性寒，擅清肠热而解毒，并能疏达厥阴肝木之气；辅以苦寒之秦皮，清肝胆及肠道湿热；黄连、黄柏味苦寒，清热燥湿，坚阴厚肠胃以止利。诸药合用，具有清热燥湿，凉血解毒而止痢的功效。

【原文】

下利后更烦，按之心下濡者，为虚烦也，栀子豉汤主之。（44）

栀子豉汤方

栀子十四枚　香豉四合（绢裹）

上二味，以水四升，先煮栀子得二升半，内豉，煮取一升半，去滓，分二服，温进一服，得吐则止。

【译解】

下利之后，邪热得去，正气得安，

◎ 栀子

应当不烦。今下利之后，余邪未净，邪热郁于胸膈，扰及心神，以致心中烦乱不安，因实邪已去，胃肠已无有形之邪结，仅无形之邪热内扰，故原文曰"虚烦"。治以栀子豉汤透邪泄热，解郁除烦，方中栀子苦寒，清心除烦，导心胸之邪热下行；豆豉升散解郁，透邪解热，以清宣胸中之郁热；二药配伍，一升一降，可使气机通畅，余热得除，则虚烦自解。

【原文】

下利清谷，里寒外热，汗出而厥者，通脉四逆汤主之。（45）

通脉四逆汤方

附子大者一枚（生用）　干姜三两（强人可四两）　甘草二两（炙）

上三味，以水三升，煮取一升二合，去滓，分温再服。

【译解】

由于脾肾阳虚，阴寒内盛，水谷不消，故下利清谷；阴盛于内格阳于外，故有身微热、自汗出，或面赤等"外热"之象。此里寒外热，内真寒而外假热，即所谓"真寒假热"之证。由于下利为甚，阴从下竭，外热汗出，则阳从外脱，阴阳之气不相顺接，故汗出而四肢厥逆，证情危重，当急以通脉四逆汤回阳救逆。本方即四逆汤倍干姜之量，附子之量亦较四逆汤为重，以增强温经回阳之力。

【原文】

下利肺痛①，紫参汤主之②。（46）

紫参汤方

紫参③半斤（24克）　甘草三两（10克）

上二味，以水五升，先煮紫参，取二升，内甘草，煮取一升半，分温三服。疑非仲景方。

【注释】

①下利肺痛：此属大肠湿热下利，临床以利下不爽，夹杂脓血。腹中疼痛，里急后重，肛门灼热等。肺痛，为腹痛之误。②紫参汤主之：紫参汤方重用紫参清热燥湿解毒，利大小便；甘草清热解毒调中。两味相配，具有清热燥湿，解毒治利之效，适用于湿热下利腹痛者。③紫参：《神农本草经·中品》曰："紫参，味苦寒。主治心腹积聚，寒热邪气，通九窍，利大小便。一名牡蒙。"

【译解】

病人下利，腹中疼痛，用紫参汤主治。

【原文】

气利①，诃梨勒散主之。（47）

诃梨勒散方

诃梨勒十枚（煨）

上一味为散，粥饮和②，顿服。疑非仲景方。

【注释】

①气利：指下利滑脱，大便随矢气而排出。②粥饮和：用米粥之汤饮调和。

【译解】

气利有虚实不同，本条气利是由于中气虚寒，气虚不固而下陷，故下利泄泻，滑脱不禁，大便随矢气而出。治宜诃梨勒散敛肺涩肠，止利固脱。方中诃梨勒即诃子，性温味苦酸涩，生用理肺止咳，本证诃梨勒必须煨用，煨熟则固脾止泻，涩肠固脱，并用米粥之汤饮调和服之，以益肠胃而健中气。

【原文】

《千金翼》小承气汤治大便不通，哕，数谵语。方见上。（48）

《外台》黄芩汤治干呕下利。

黄芩三两　人参三两　干姜三两　桂枝一两　大枣十二枚　半夏半升

上六味，以水七升，煮取三升，温分三服。

【译解】

干呕下利之证，有寒热虚实不同。本条是属于寒热错杂而偏于寒重的干呕下利证。由于寒热互结中焦，脾失运化，胃肠失于和降，寒从下走则下利，热迫于胃，胃失和降则干呕。其病机与本篇第11条近似，但以中焦虚寒为主，胃热次之，故用黄芩汤治疗。方中干姜、半夏温胃止呕，人参、大枣补脾益气，桂枝温中补虚，散寒邪，黄芩清热。诸药合用，共收调中散寒、和胃降逆、补虚清热之功。